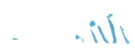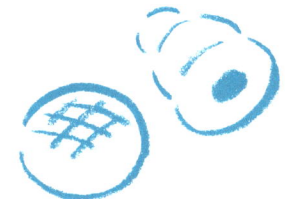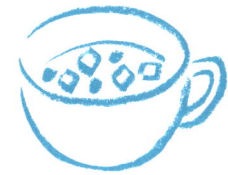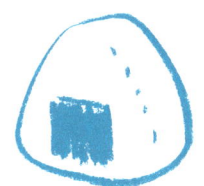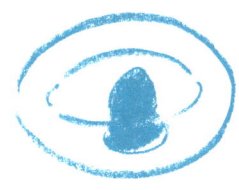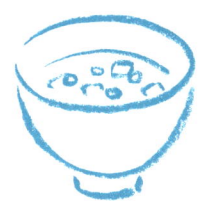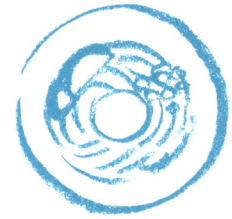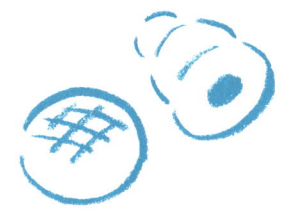

ちょっと具合のわるいときの子どものごはん

指導：**若江恵利子**(小児科医)
婦人之友社編

contents

- 06 症状に合わせた適切な食事が、回復への大きな一歩に　若江恵利子(小児科医)
- 08 日々の食生活を大切に　稲原よし子(管理栄養士)
- 09 身体も生活もていねいに見直すとき　丸井浩美(管理栄養士)
- 62 具合のわるい子どもと向き合うとき　榎田二三子(保育学)

- 10 やわらかおかゆの炊き方——具合のわるいときのごはんの定番！
- 12 基本のかつおだし——おいしいだしが、味のベース！
- 13 基本の野菜スープ——栄養の補給にも！

- 14 風邪とは？

15 症状別の食べさせ方＆レシピ＆症状解説

16 腹痛・下痢のとき

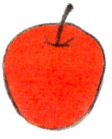

- ◎ 食べさせ方のポイント
- ◎ 症状解説
- ◎ レシピ

りんごのくず煮／野菜スープ／いもがゆ／おなかの調子をととのえるくず湯
くたくたうどん／麩入りにゅうめん／白身魚のみぞれ煮／ささみだんご

22 嘔吐・吐き気があるとき

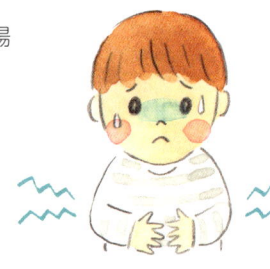

- ◎ 食べさせ方のポイント
- ◎ 症状解説　手づくり経口補水液
- ◎ レシピ

[嘔吐がおさまったら] 薄めたりんごジュース／ホットミルク／うどんのやわらか煮
[食欲がもどってきたら] にゅうめん(ささみとかぶ入り)／はんぺんと野菜の煮こみうどん
野菜と卵のおかゆ／豆腐と麩のすまし汁／煮やっこの野菜あん

症状別インデックス

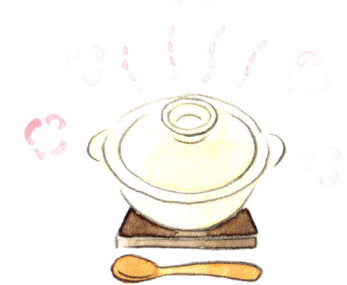

16	腹痛・下痢
22	嘔吐
30	熱がある
36	口・のどが痛い
42	便秘
48	夏バテ

30 熱があるとき
- 食べさせ方のポイント
- 症状解説　手づくりはちみつレモン
- レシピ

卵とにんじんのおじや／ほたてのリゾット／冷たいトマトのスープ
モロヘイヤと豆腐のスープ／卵を使わないアイス／とろとろプリン

36 口・のどが痛いとき
- 食べさせ方のポイント
- 症状解説
- レシピ

空也蒸し／あんかけ卵焼き／レバーペースト／ツナのテリーヌ／ごはんと野菜のポタージュ
なすのくず煮／パンプディング／ココアムース

42 便秘のとき
- 食べさせ方のポイント
- 症状解説
- レシピ

卵の花汁／豆の和風シチュー／れんこんのつくね焼き／わかめとほうれん草の卵とじ
ひじきのサラダ／納豆と青菜のおひたし／さつまいもとりんごの茶巾しぼり

48 夏バテで食欲がないとき
- 食べさせ方のポイント
- レシピ

キッズカレー／ヴィシソワーズ／あさりのスープ／夏野菜のみそ汁／具だくさんのそうめん
めかじきの梅じょうゆ焼き／水晶豆腐／ヨーグルトゼリー

contents

63　ふだんからの予防レシピ＆症状解説

64　風邪予防の習慣をつけて、元気いっぱい

風邪の原因はほとんどがウイルス／バランスよく食べること
予防効果の上がる栄養と食べ方

◎レシピ

とりとかぼちゃのクリームコーンスープ／高野豆腐としょうがのみそスープ
さけのムニエルねぎソース／れんこん入りハンバーグ／かぼちゃのニョッキ
キャベツのミルフィーユ(重ね煮)／はるさめのサラダ／干しあんずのオリーブオイルクッキー

72　カルシウムをとって、丈夫な体に！

意識して食卓にとり入れる／いっしょに食べるとよいのは、ビタミンD／
カルシウムは、心身の成長に必要不可決

◎レシピ

桜えびとじゃこのおやき／チーズじゃこトースト／豚肉と厚揚げのオイスターソース炒め
ししゃものマリネ／海の香りふりかけ／じゃこと青菜のおにぎり／チーズと高菜のおにぎり
マカロニのあべかわ風／生ゆばと菜の花のおひたし

78　不足しがちな鉄分を補い、貧血予防

子どもの元気にかかわる貧血／バランスよく食べて、鉄の吸収率を上げる

◎レシピ

かつおのチーズピカタ／牛肉のごま煮／豚レバーのきなこ揚げ
スタミナピラフ／ひじきのマリネ／ひじきのおやき／しじみ汁／ブラウニー

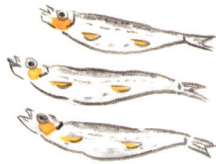

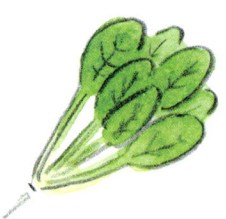

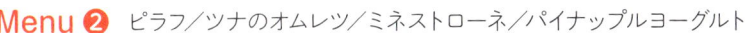

	症状別インデックス	
	64	風邪予防
	72	カルシウム
	78	鉄分

56 **買いものに行かれないときの献立**

Menu ❶ ごはん／わかめと玉ねぎのみそ汁／肉巻きポテト
にんじんとキャベツのコンソメソテー／切り干し大根のふんわり卵とじ

Menu ❷ ピラフ／ツナのオムレツ／ミネストローネ／パイナップルヨーグルト

◎ 買いものに行かれなくても、食卓がととのうワザ

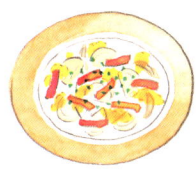

84 **便利なワンタッチ調味料4品**──合わせる手間をスキップ！

八方だし／ドレッシング／トマトソース／香味野菜の甘酢ソース

86 **定番野菜でかんたんおかず**──レパートリーを増やそう

[じゃがいも] じゃがいもの香りパン粉がけ／ポテたま炒め
[にんじん] たらこにんじん／にんじんたっぷりナムル
[玉ねぎ] かんたんオニオンスープ／玉ねぎの肉づめ

コラム
28　乗りもの酔いはなぜおこる？ メカニズムと予防／嘔吐物の処理の仕方について
35　体温調節機能を育てる大切さ
54　暑いときの朝ごはん＆注意点
55　注意したい脱水症・熱中症
71　ふだんの水分補給は、水やお茶で／離乳期の赤ちゃんの食事について
27 47 53 70　ママが綴る「子どもの成長記録」より
88　あとがき

この本のきまり
●計量の単位は、1カップ＝200ml、大さじ1＝15ml、小さじ1＝5mlです。
●材料は、廃棄量をのぞいた正味の目方(g)です。

記事中の「子どもの成長記録」について　成長記録とは、婦人之友社乳幼児グループ会員が、子どものようすを毎月記しているものです。
婦人之友社乳幼児グループについては、本書カバーの折り返し部分の記述をご覧ください。

症状に合わせた適切な食事が、
回復への大きな一歩に

● 若江恵利子（小児科医）

家庭看護のカギは、「安静」と「食事療法」

　子どもの具合がわるくなったら、まず医師による問診、診察、診断と適切な治療が大切です。たとえば食欲がないときには口の中が痛い、吐き気がある、おなかが痛い、体力を消耗している、などいろいろな理由が考えられ、診断も異なります。そして診断によって、当然治療も異なります。特効薬がなく薬を必要としない病気、薬で症状を和らげることができる病気、適切な薬が治療に不可欠な病気、入院が必要な病気などさまざまです。

　診断と治療方針が決まったら、家庭では「安静」と「食事療法」という看護です。医師から、普通に生活してよいという指示があれば、安静にする必要はないでしょう。具合がわるく、通常の生活ができない場合は、安静にすごしてください。

　また「食事療法」は、回復を大きく助ける大切なもの。不適切な食事は、症状を悪化させたり、回復を遅らせたりする原因になります。「食事療法」は症状、病気によって異なります。たとえば、下痢と便秘では症状が正反対であり、食事療法も正反対。食欲がなくて食べないときと、食欲があっても食べられないときも、食事内容は同じではありません。

　「薬をもらえば安心」ではなく、家庭での「安静」や「食事療法」という看護には、病気を治していく上で大切な役割があるのです。

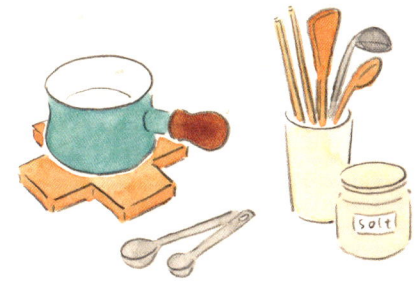

子どものために、正しい知識を得ること

　子どもの具合がわるくなったときに、インターネットを駆使して診断名を導き出すお母さんが増えました。けれども、お母さん方の診断結果はさまざまです。また、具合のわるいときの看護となると、昔からの間違った方法や認識もいまだにあるようです。「高熱で脳がやられるから、なんとかして熱を下げさせたい」「熱のあるときには、体をあたためて汗をかかせる」「食欲のないときには、ほしがるものを食べさせる」「牛乳は栄養があるから食事の代わりになる」「便秘は水分不足だから、水分の多いやわらかい食事がいい」などなど。これらの間違った対処により、具合がよくならないばかりか、むしろ症状が悪化し、病気を長びかせてしまっている状態を診るたびに、誰でもかんたんに情報が手に入る時代でありながら、情報が氾濫しすぎているのか、正しいことがなかなか浸透していかない難しさも感じます。

　そして、子どもにどのようなものを食べさせたらよいか困ったときには、ぜひこの本をご活用ください。この本は、日常よく見られる症状ごとの食事療法や対処法が書かれているので、できれば日ごろから読んでおき、いざというときに備えましょう。

　子どもたちが笑顔で元気にすごすために、本書がお役に立つことを願っております。

日々の食生活を大切に

● 稲原よし子（管理栄養士）

　「医食同源」という言葉がありますが、食べものは、私たちの身体をつくるだけでなく、壊れた身体の補修もしてくれます。食べもので健康をとりもどすことは、ごく自然なことなのです。医者に行くほどではないが、ちょっと具合がわるいとき、まずは食事や生活を見直してみましょう。子どもは、具合のわるさを言葉でうまく表現できず、ほかの方法で訴えてきます。ですから、身近にいる人がちょっとした変化に気づくことが大切です。食欲があれば、症状に合わせて、消化のよいものをやわらかく煮たり、薄味にして量を控えめにしたりして、休養させましょう。無理に食べさせない方がよいときもあります。水分も受けつけないようなときは、すぐに受診することが必要です。よい判断をするためにも、身体の仕組みや病気、食事について、ちょっとした知識があると助かります。判断に迷ったときは、知識や経験のある人に助けてもらうことも大切です。またこの知識が、病後の回復期にも活かせます。

　子育て中は日々忙しく、ゆとりのない生活になりがちです。生活を工夫し、ひとりで頑張らずに上手に助けを求めましょう。心身ともに健やかにすごすためには、食生活の充実が欠かせません。大事なこととわかっていても、健康なときはあまりにあたり前すぎて、大切さを感じにくいものです。しかし、いざというとき、普段の食事の力が試されます。子どもの具合がわるくなったときは、おとなも一緒に日々の生活や食事を見直す、よいチャンスだと考えるとよいと思います。

身体も生活もていねいに見直すとき

●丸井浩美（管理栄養士）

　子どもの健やかな成長を願うとき、「なにをどのように食べさせよう」と、日々生活の中で考えますが、子どもの具合がわるいときは、なおのこと「なにを食べさせたらいいの？」と悩むものです。

　食べることは命の基本となるものです。毎日くり返される食事は、私たちの身体をつくっていますから、元気なときも、体調のわるいときも、食べ方を考えていかなくてはなりません。

　「ちょっと具合のわるいとき」というのは、日々の生活の中で、身体が少し悲鳴をあげているとき。身体からの「少し疲れている」サインや、生活が「少し乱れている」というサインが出ているとき。そんなときはまず、子どもの生活をよく見てください。そして、低下しているはずの食欲や消化吸収の力を補うような、身体にやさしい食べものをつくりましょう。

　身体にやさしい食べもの＝消化のよいもの→やわらかくて、人肌くらいのあたたかいものが基本となります。そして、身体をいたわるように、ゆっくり食べることが大切です。

　「ちょっと具合のわるいとき」は、ゆっくり子どもに寄りそい、いつもより、ほんの少していねいに身体や生活を見つめ直し、やさしい気持ちで食事をつくっていただきたいと思います。

具合のわるいときのごはんの定番！

やわらかおかゆの炊き方

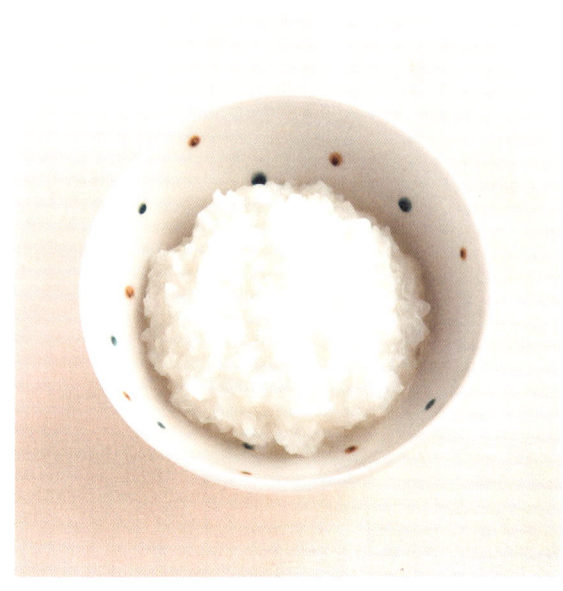

具合のわるいときは、どんな症状でもおかゆが基本です。ただし、医師から絶食などの指導があった場合は、それにしたがってください。子どもの調子や食欲をよく見て、米と水の割合を変えてつくります。

おかゆ炊きで重要なことは、水加減です。米の量や質、鍋の形態や火力によって、水分が早くとんだり、いつまでも水っぽかったりと、でき上がりは異なってきます。はじめは、つくる量、鍋の材質などを考慮して、そばで見ながらつくってください。1回に炊く米の量が少ないほど、水の量を多めにする必要があります。

炊飯器でつくるおかゆ

炊飯器でごはんを炊くときに、同時におかゆを仕上げる方法は、手間いらずです。

耐熱カップに、米1に水7〜10の割合で入れ、炊飯器の中央において、ふつうに炊く。
＊炊き上がった直後は、水けが多く残っているが、まぜて少しおいておくと、ちょうどよい具合になじむ。

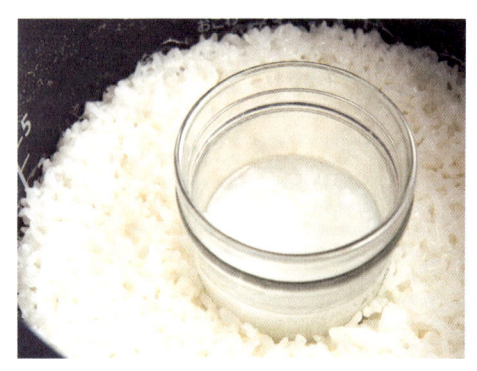

米からつくるおかゆ（10倍がゆ）

材料
米…1　水…10倍

つくり方
❶米は洗って土鍋（厚手の鍋）に入れ、分量の水に30分つける（写真ⓐ）。
❷ふたをして強火にかけ、沸とうしたら少しふたをずらし、弱火にして吹きこぼれないように40分ほど炊く（写真ⓑ）。火を止めてふたをし、10分蒸してでき上がり（写真ⓒ）。

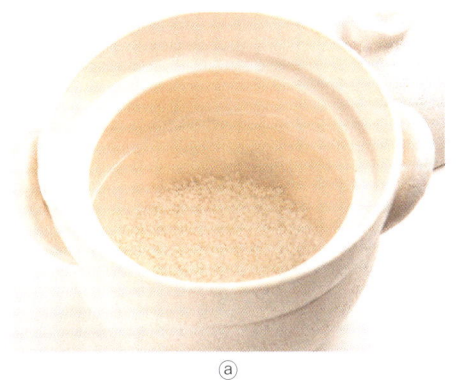
ⓐ

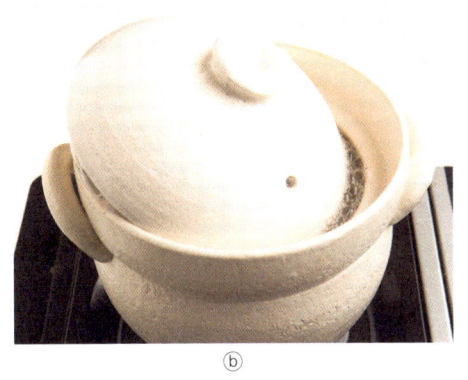
ⓑ

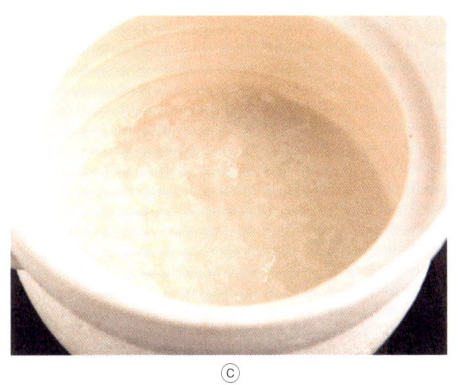
ⓒ

＊すりつぶしたおかゆをつくるときは、熱いうちにすりばちでつぶす。
＊おもゆを食べさせるようにと、病院で指導された場合は、おかゆを炊いたときにできる上澄みを与えるとよい。

ごはんからつくるおかゆ

ごはんに対して7～8倍の水分を加え、よくまぜてから、粒の中心がやわらかくなるまで弱～中火で煮る。米からつくる10倍がゆと同じくらいのやわらかさにできる。
ごはんに対して5倍、3倍と水の量を少なくすると、少しかためのおかゆになる。子どもの状態に合わせて与えるとよい。

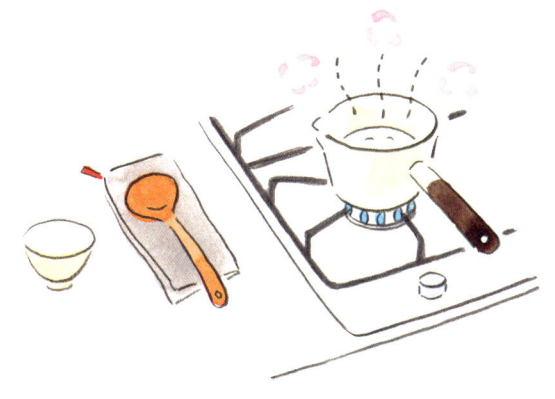

おいしいだしが、味のベース！

基本のかつおだし

だしは、汁ものや煮ものの味の基本であり、うまみやこくを与えます。
また、食材のかたさを調節するときにも欠かせません。
ミネラルが豊富なだしは、具合のわるいときの水分補給にも使え、健康回復にも役立ちます。

低温で昆布を煮出してつくる

昆布を数分煮てだしをとる方法もありますが、低温でじっくり煮出すことで、昆布のうまみが最大限にひき出されます。一度習得すれば、気軽にできるようになりますから、どうぞお試しください。

材料（つくりやすい1単位）
水…1L　昆布…10〜15g
かつおぶし…10〜15g

つくり方
❶昆布の表面の汚れを布巾でふく。
❷鍋に分量の水と昆布を入れ、約60℃（手びき湯）になるまで弱火で徐々に湯温を上げる。
❸約60℃を保つように、火を調節しながら1時間ほど煮出して昆布をとり出す。
❹火を少し強め、沸とう直前にかつおぶしを入れて火を止める。こし器を通す（押したりしぼったりしないこと）。

＊火加減が難しい場合は、❷のあとで鍋帽子®をかぶせる方法が便利です（本社刊『魔法の鍋帽子』）。

水出しした昆布だしからつくる

日ごろから、水出し昆布を冷蔵庫につくっておくと、手軽にかつおだしをとることができます。子どもの具合のわるいときにも、さっとできて便利です。

材料（つくりやすい1単位）
水…250ml
昆布…2〜3g
かつおぶし…2〜3g

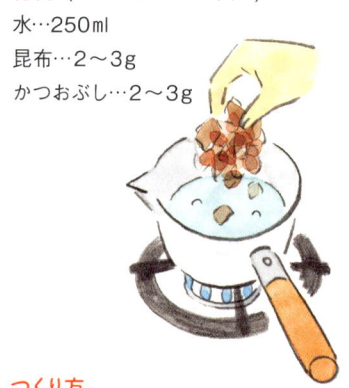

つくり方
❶昆布の表面の汚れを布巾でふき、分量の水に昆布を入れて冷蔵庫でひと晩（約6時間）おく。
❷昆布をとり出して、昆布だしを鍋に入れて火にかける。沸とう直前に、かつおぶし2〜3gを入れ、火を止め、万能こし器などでこす。

栄養の補給にも！

基本の野菜スープ

洋風スープのもとになる「野菜スープ」。
具合がわるいときには、水分と栄養の補給にこのまま飲ませるのもおすすめです。

たっぷりの野菜を煮出す

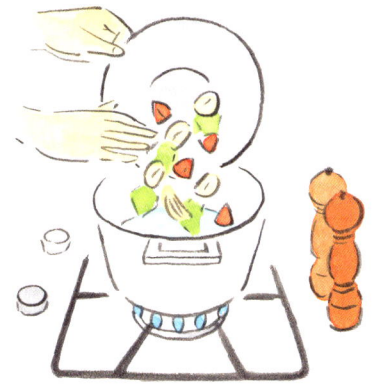

材料（つくりやすい1単位）
水…600ml　野菜（じゃがいも、にんじん、玉ねぎ、キャベツなど）…150〜200g

つくり方
❶野菜は皮をむいてざく切りにし、水と一緒に鍋に入れて火にかける。煮立ったら中〜弱火にして、15〜20分ほど野菜がやわらかくなるまで静かに煮る。
❷万能こし器などを通して、スープをとる。

スープをとったあとの野菜でペーストを

こした野菜は、すりつぶしたり、ミキサーにかけるなどして、適量のスープを加えてペースト状にします。具合のわるいとき、湯ざましやスープが飲めるようになったら、次のステップとしてやさしい味わいで、のどごしのよい野菜ペーストをひと口、ふた口……。元気が回復していきます。

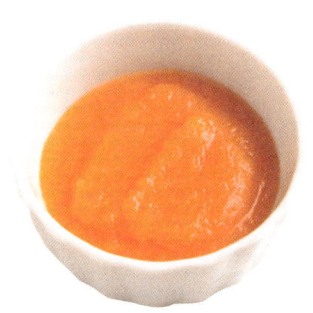

13

風邪とは？

　子どもが熱を出して受診しても、鼻水や咳が出て受診しても、たいてい「風邪」と診断されるでしょう。「風邪」とはいったいどういう病気なのでしょうか。

　のどの痛み、くしゃみ、鼻水、鼻づまり、咳などの症状があり、1週間程度でよくなるものを一般的に「風邪」といいます。熱はない、またはあっても3日程度で下がります。風邪のウイルスが、鼻やのどに感染して炎症をおこすことが原因です。風邪のウイルスは200種類以上あるため、くり返し何度もかかります。風邪をひいている人のくしゃみや咳によって、ウイルスが空気中に飛び散り、そのウイルスを吸いこむことで感染します。また、つり革などに触れた手を無意識に口に持っていくことなどでも感染します。風邪予防にうがい、手洗い、マスク着用が大切なのは、このようなルートでウイルスに感染するためです。潜伏期間は1～3日なので、風邪をひいている人と接触すると、その後1～3日で発症します。季節によって流行るウイルスも違うため、季節が変わるたびに違う風邪をひきます。風邪に対する特効薬はないため、治療は対症療法といって、症状に合わせた治療になります。抗生物質も直接の効果はありません。

　たいがいの場合、1週間程度で治りますが、乳幼児は長びいたり、合併症をおこしたりします。風邪の合併症には中耳炎、副鼻腔炎、気管支炎、肺炎などがあります。また、喘息の子どもの場合、風邪がきっかけで発作をおこすこともあります。

　下痢や嘔吐がおもな症状で、腹痛、食欲低下などの場合は感染性胃腸炎です。ウイルスなどが腸に感染し、消化器症状が出る病気です。

　スギ花粉症が流行る時期に、子どものくしゃみや鼻水で「花粉症では？」と心配するお母さんが増えましたが、風邪の場合は、数日でどろどろして色のついた鼻水になります。2週間たっても水のような鼻水が続いていたら、花粉症かもしれません。

＊本書では、症状別の項目に「風邪」はありません。前述のように、各症状別の対症療法とそのレシピ、P63からの予防とレシピも参考にお役立てください。

症状別の
食べさせ方 & レシピ
& 症状解説

症状に合わせた食事の進め方と、
子どもの状態を的確に判断するための解説で、いざというときに備えましょう。
レシピの分量は3〜5歳児の1食分のめやす量ですが、
具合のわるいときは食べられるだけでかまいません。
無理じいはしないでください。

腹痛・下痢のとき

子どもがおなかを痛がり、下痢をすると、
「悪いものでも食べさせたかしら」「風邪？」などと思う方が多いと思います。
原因はさまざまですが、多くの場合、感染性胃腸炎です。

【 食べさせ方のポイント 】

1 水分補給を欠かさずに

下痢をしていると、水分が排出されて脱水症状になりやすいので、まずは水分補給を。水分（湯ざまし、麦茶、イオン飲料など）は、スプーンで数杯口にふくませることをくり返し、吐かなくなれば、飲みたがるだけ飲ませます。そのとき、水分を人肌の温度にすること。腸の粘膜が弱っているところに、冷たいものや熱いものでは、よけいに胃腸の粘膜を傷めます。また、牛乳や柑橘類の果汁は、下痢や吐き気を誘発しやすいので控えます。

2 消化吸収がよいでんぷん質のものを

弱った腸でも消化吸収しやすく、便がかたまりやすいのは、おもゆやおかゆ、じゃがいもなどのでんぷん質の食べもの。それらを薄味に調理して、少量から与えます。また、りんごやにんじんに多く含まれる水溶性食物繊維のペクチンは、便をゼリー状にまとめます。

3 消化のわるいものはNG

不溶性食物繊維が多いものは、腸の蠕動運動を高め、下痢の症状を悪化させます。腸内で発酵し、ガスを発生しやすいものも腸を刺激するので避けます。油脂分や糖分、量が多すぎる食事もNGです。ラーメンやファストフードなどは、確実に症状をわるくするので食べさせないこと。

4 穀類→野菜→肉・魚→油脂類の順に普通食に

食欲が出てきたら、エネルギー源になる主食のおかゆやうどんなどから食べさせます。次に、腸に負担の少ないじゃがいも、にんじん、玉ねぎなど。次に、粘膜を修復させるたんぱく質を含み、脂肪の少ない白身魚やささみ、豆腐、卵など、低脂肪高たんぱく質のものをやわらかく調理して薄味で食べさせます。いつまでもおかゆだけでは回復が遅れるので、2～3日程度で元の食事に。

> 症状解説

下痢をともなう風邪とは？

「感染性胃腸炎です」と診断名をお伝えすると、「風邪がおなかにきたのですか」と聞かれることがあります。風邪をひいて、少しおなかの調子がわるくなることもありますが、風邪と胃腸炎は、原因も病気の部位も症状も異なるので、まったく違う病気と認識してください。勘違いから、不必要な風邪薬を飲ませたり、本人が好むからと消化のわるいものを食べさせて、症状が悪化するケースがよくあります。正しい診断・処置が大切です。

下痢の原因

下痢の多くの場合の原因である「感染性胃腸炎」とは、病原体が腸に感染し、嘔吐や下痢、食欲低下、腹痛などの消化器症状をひきおこす病気の総称です。

病原体の種類はウイルスで、季節により流行する種類が異なります。冬には感染力の強いノロウイルスで、小児から老人まで幅広い年齢層がかかり、下痢や嘔吐による脱水症状に注意します。また、春先のロタウイルスは、何度も嘔吐したり、米のとぎ汁状の下痢が特徴で、入院治療を要する子どもも多いものです。けいれんや脳症を合併し、命にかかわる場合もあるため、ワクチン接種をおすすめします。ワクチン導入後から、ロタウイルス性胃腸炎はずいぶん減ってきました。

感染経路と症状

胃腸炎にかかっている人の吐物や汚物に触れた手から、口を通してウイルス感染します。また、吐物や汚物に含まれているウイルスが空気中に散乱するため、空気感染もします。特に、ノロウイルスやロタウイルスは空気中に長期間存在するため、感染性が強いのです。

胃腸炎の症状は、嘔吐や下痢だけ、少しむかむかする程度、点滴や入院治療を要する場合と、人によってさまざまです。食欲低下から始まることが多いので、なんとなく食べなくて調子がわるそうだと思ったら、消化のわるいものを避けて、ようすを見てください。

＊嘔吐物の処理についてはP28を参照。

【 食べない方がよいもの 】

- **胃腸に負担がかかるもの**…バターなどの油脂類、コーンなど
- **消化のわるい繊維質の多いもの**…ごぼう、たけのこ、豆類（豆腐は除く）、海藻、きのこ、いちごなど
- **胃腸を刺激する冷たいもの**…冷たい飲みもの、アイスクリームなど
- **腸内で発酵するもの**…豆類、さつまいも、栗、納豆、柑橘類、果汁（りんご以外）など

離乳期は、ふだん通りに母乳を

乳児は、下痢でも母乳をやめる必要はありません。育児用ミルクも、標準の濃度で与えます。少量、頻回にせず、いつも通りに。湯ざまし、麦茶、乳幼児用イオン飲料などで水分補給も。

腹痛・下痢

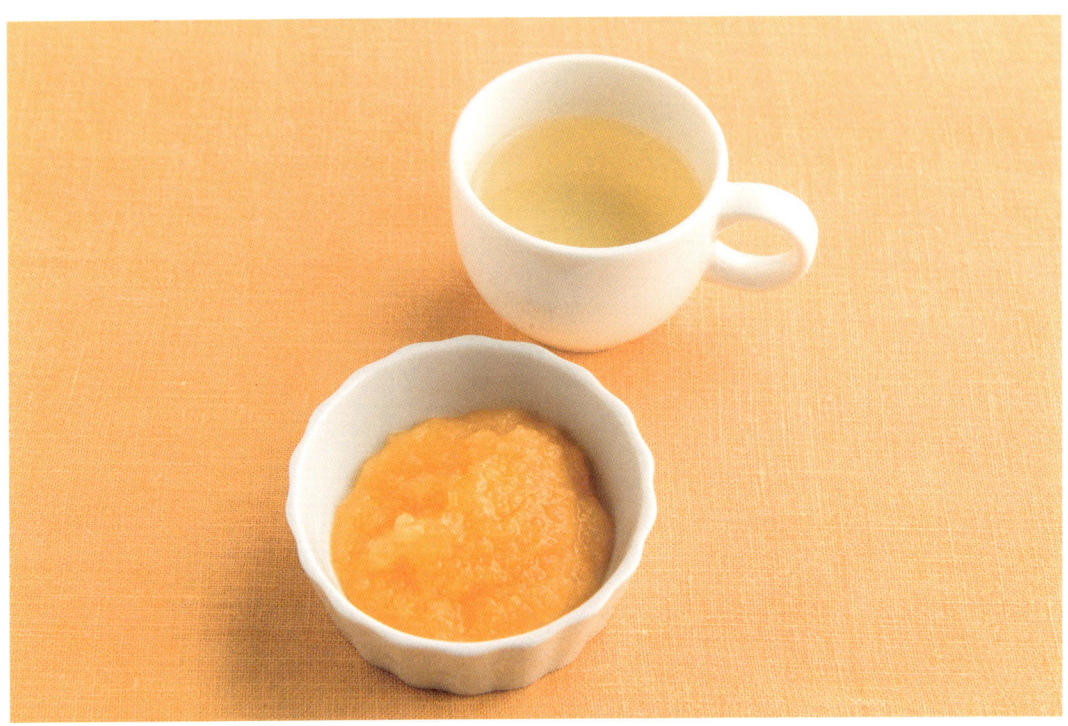

りんごのくず煮

りんごは、整腸効果のある水溶性のペクチンが
たっぷり含まれています。加熱すると、より効果的。

材料（1人分）
りんご…60g（¼個）　水…大さじ2
さとう…小さじ⅓

Ⓐ 水どき片栗粉
　片栗粉…小さじ⅔
　水…小さじ2

つくり方
❶ りんごは、皮をむいてすりおろす。
❷ ❶を小鍋に入れ、水とさとうを入れてまぜる。
❸ 弱火で煮て、Ⓐの水どき片栗粉でとろみをつける。

野菜スープ

水分とミネラル類の補給に。
上澄みのスープだけを使います。

材料（1人分）
にんじん…25g　玉ねぎ…25g
だし昆布…2〜3g　水…300ml　塩…少々（0.5g）

つくり方
❶ 小鍋にすべての材料を入れて火にかける。
❷ 沸とう直前に昆布をとり出す。ふたをして弱火で20〜30分加熱する。

＊体調に合わせて、やわらかくなった野菜を食べても。
＊野菜は、じゃがいも、だいこん、かぶ、キャベツなど、消化のよいものをとり合わせて使う。

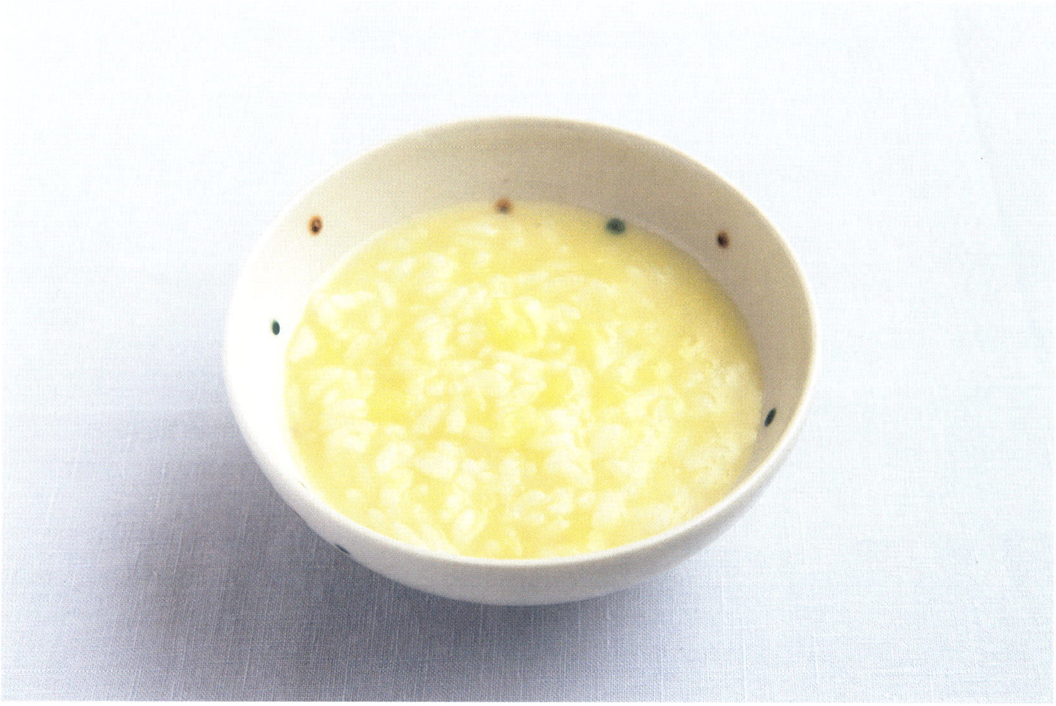

いもがゆ

おなかにやさしいごはんとじゃがいもで。

材料（1人分）
ごはん…40g
じゃがいも…30g
だし（P12参照）…200㎖
塩…ひとつまみ（1g）

つくり方
❶じゃがいもは、やわらかくゆでてつぶす。
❷小鍋にだし、ごはん、❶をまぜて加熱する。
❸全体がやわらかくなったら、塩を入れてまぜる。

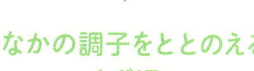

おなかの調子をととのえる くず湯

漢方薬にも使われる本くずで、くず湯をつくります。
本くず10g、水100〜150㎖を小鍋に入れ、くず粉のダマをよくとかす。さとう小さじ1½を加えて火にかけ、こげないように鍋底をまぜながら、すき通るまで弱火で煮る。食べるときはやけどに気をつけて。おとなには、しょうが汁や柚子を加えても。

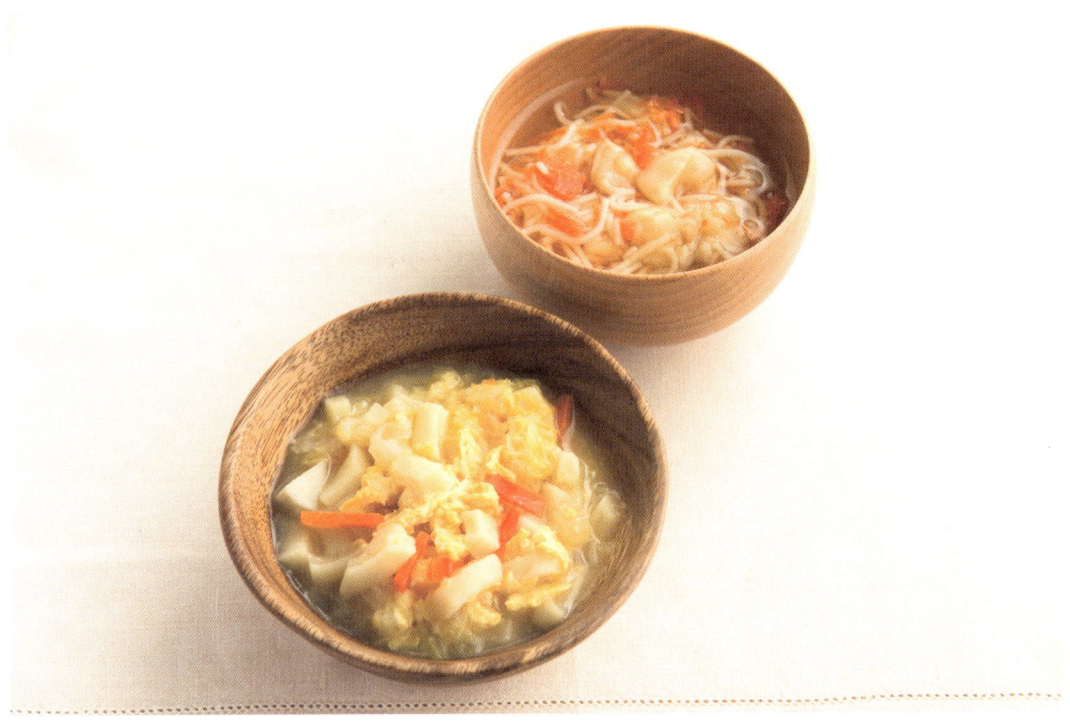

くたくたうどん

うどんは塩分が多く含まれるので、
塩を入れる前に味を確かめましょう。

材料（1人分）
ゆでうどん…60〜80g　はくさい…30g
にんじん…5g　里いも…10g　とき卵…½個分
だし（P12参照）…200ml　塩、しょうゆ…各少々

つくり方
❶里いも、にんじんは5mm厚さのいちょう切り、はくさいは1cm幅、1.5cm長さに切る。
❷ゆでうどんは、そのまま、または食べやすい長さに切る。
❸小鍋に、だしと❶、❷を入れて、やわらかくなるまで煮こむ。
❹塩、しょうゆで味つけをし、とき卵をまわし入れさっと煮る。

麩入りにゅうめん

低脂肪で良質なたんぱく質の麩と一緒に、
そうめんをやわらかく煮て、おかゆがわりに。

材料（1人分）
そうめん（乾）…20g　小町麩…2〜3個
にんじん…30g　だし（P12参照）…200ml
しょうゆ…小さじ¼

つくり方
❶そうめんは長さを半分に折り、やわらかめにゆでて流水で洗う。
❷小町麩は小さく切り、水でもどす。にんじんはやわらかくゆでてつぶしておく。
❸小鍋にだしと❶、❷を入れて煮こむ。
❹しょうゆで味をととのえる。

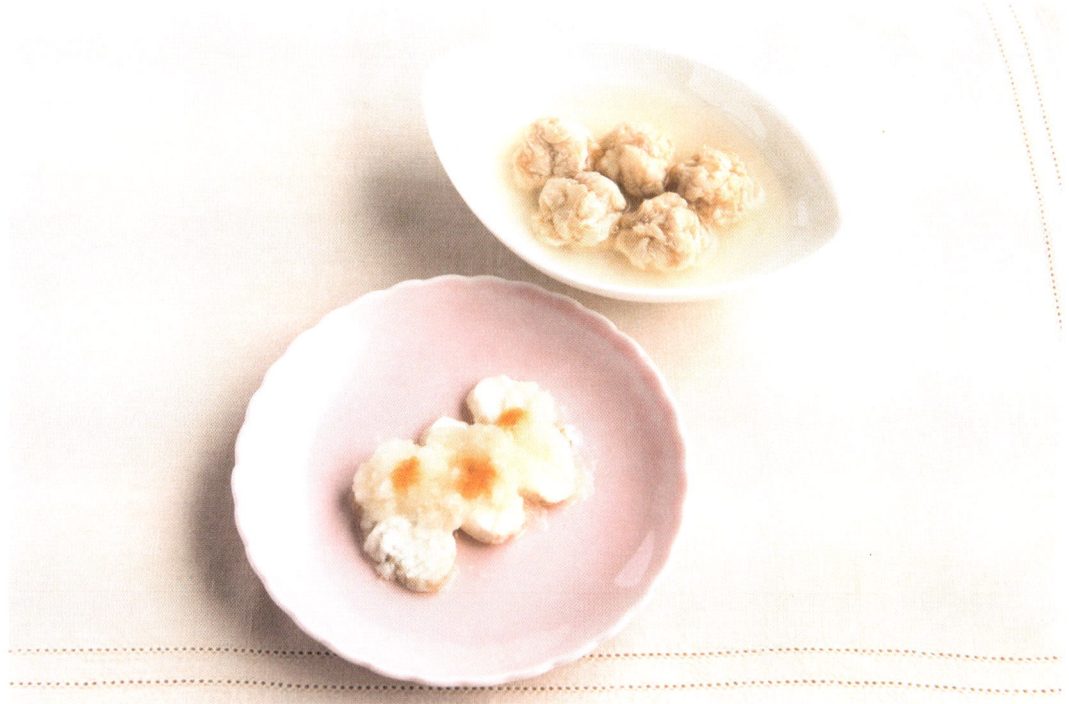

白身魚のみぞれ煮

元気がもどってきたら、
栄養補給として脂肪の少ない白身魚を。

材料（1人分）
白身魚の薄切り（さしみ用・たい、すずきなど）…30g
かぶ…20g（小1個）　だし（P12参照）…大さじ1
しょうゆ…小さじ½

つくり方
❶かぶは、皮をむいてすりおろす。
❷小鍋に白身魚と❶、だしを入れ、ふたをして加熱する。
❸ふっくらと火が通ったら盛りつけ、しょうゆをかける。

＊白身魚のほか、しらす干しやはんぺんなどでも。

ささみだんご

調味料をまぜてゆでるだけの、
シンプルなとろけるようにやわらかい肉だんご。
スープ、おかゆ、煮こみうどんの具にも。

材料（1人分）
ささみ…30g　水…大さじ1
片栗粉…大さじ½　しょうゆ…小さじ½

つくり方
❶ささみはすじをとりのぞき、粗くきざむ。
❷ボウルに❶と水を入れてよくまぜ、片栗粉としょうゆを入れて、さらによくまぜる。
❸小鍋に湯をわかし、水でぬらしたスプーンで❷をひと口大（約5個）にすくって落とし、ゆでる。

＊やわらかい肉だんごに仕上げるこつは、❷でひき肉と水をよくまぜ合わせること。
＊ゆで汁は、スープとしても使えます。

嘔吐・吐き気があるとき

嘔吐は、腸に病気が発生しているとき、弱っているときなどにおこります。ほかにも熱の上がりはじめなどの具合がわるくなるときや、飲みすぎ、食べすぎ、咳のしすぎ、泣きすぎ、便秘、乗りもの酔いで吐くなど、原因はさまざまです。

【 食べさせ方のポイント 】

1 脱水症状にならないように、少量の水分補給を

嘔吐をくり返した直後は、水や湯ざましなど、なにを飲ませても吐いてしまうので、なにも与えずにようすを見ます。徐々に吐き気がおさまり、飲みものをほしがったら、少しずつ水分補給をしましょう。湯ざまし、または経口補水液（P23参照）を飲ませます。最初は、スプーンで少しずつ、口から点滴をする感じで、20～30mlくらいの少量を。吐かなければ20～30分後に同様に少量与えます。これをくり返し、完全に吐き気がなくなれば、ほしがるだけ飲ませます。
牛乳、ジュース、粉ミルクなどは吐き気を誘うので、避けます。

2 完全に吐き気がおさまったら、おなかにやさしいおかゆを

嘔吐したあと半日ほどは、絶食が必要です。嘔吐がおさまり、水分（湯ざまし、麦茶、ほうじ茶、イオン飲料、りんごジュースなど）がとれるようになったら、消化管に刺激の少ないおかゆや煮こみうどんなどを食べさせます。「おなかがすいた」といわれると、つい食べたがるものを与えてしまいがちですが、ふつうの食事はまだ無理です。

3 食欲が出てきたら、消化のよいもので食事再開

嘔吐後は、消化のよい食事から始めます。おかゆやうどんなどに、消化のよい野菜、豆腐、脂肪の少ない白身魚やささみなどを加えます。煮たり蒸したりしてやわらかくし、薄味に仕上げましょう。みかんやグレープフルーツなどの柑橘類、桃、それらの果汁、牛乳、ヨーグルトは、吐き気を誘うことがあるので避けます。脂肪の多い肉、繊維の多い野菜、油脂類も、完全に回復するまで食べられません。食欲がもどり、よく食べるようになったら、いつまでもやわらかい食事ではなく、ふだんの食事にもどしましょう。

症状解説

嘔吐の原因はさまざま

嘔吐とは、胃の内容物が食道を逆流し、口から吐き出されることです。胃に入ったものを、腸に移動させてはいけないときに発生する防御反応のひとつです。

嘔吐の原因は年齢によって異なり、慎重な対応が必要ですが、どの年齢においても頻度の高い原因は「感染性胃腸炎」（P17参照）です。突然の嘔吐で発症することが多く、何度かくり返し吐きます。吐いても、ケロッとして元気ならあまり心配ありませんが、何度も吐いてぐったりしてしまったり、顔色が青ざめたりしたら夜間でも受診が必要です。

胃腸炎でなくても子どもはよく吐きます。溶連菌感染症（口・のどが痛いとき編 P37参照）も胃腸の症状が出やすく、しばしば嘔吐します。精神的、心理的な原因で吐くこともあります。気持ちがわるくなることを見聞きしたときや、不快なにおいを嗅いだときなど、さまざまです。

また、吐き気のあるときに「気持ちわるい、吐きそう」といわずに、「おなかが痛い」ということが多くあります。「おなかが痛い」といわれたら、嘔吐にも備えましょう。

【 手づくり経口補水液 】

経口補水液は、軽度の脱水状態のときに適した飲みものです。電解質と糖質が一定の比率で配合されていて、腸から吸収されやすくなっています。一般のイオン飲料に比べてナトリウム、カリウム、塩素が多く含まれ、ややしょっぱい味がします。軽症の脱水症なら点滴の代わりになる便利な飲みものですが、「医師から脱水状態のときの食事療法として指示された場合に限り」飲ませるものであり、飲むことにより病気が治るものではありません。また、咳のしすぎなどで日に数回吐く場合には、適応ではありません。

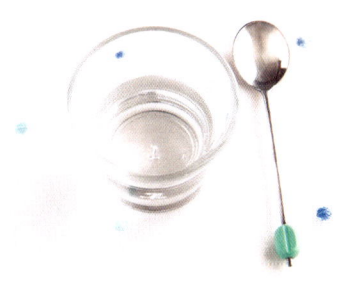

材料とつくり方
水（湯ざまし）… 500ml
食塩 … 1.5g（小さじ¼）
さとう … 20g

＊すべての材料をまぜ合わせる。

小さな子どもが吐いたときは横向きに

吐物をのどにつまらせて窒息したり、気管に吸いこんで重症の肺炎をおこしたりすることがあります。仰向けの状態で吐いた場合には、顔を横に向け、吐物を吸いこまないようにします。

[嘔吐がおさまったら]

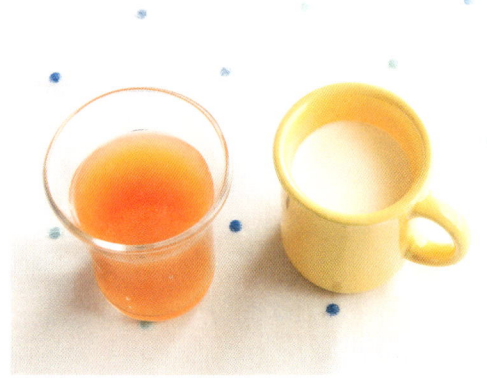

薄めたりんごジュース

回復後の水分とミネラルの補給には、胃に負担をかけないりんごジュースがおすすめ。少しずつ、吐き気がおこらないか確認しながら飲ませます。

材料（1人分）
りんご…60g（¼個）　湯ざまし…大さじ1

つくり方
❶りんごは芯をとりのぞいて皮をむき、すりおろし、茶こしなどでこす。
❷湯ざましを加えてまぜる。

ホットミルク

消化管の粘膜を保護する牛乳は、あたためてやさしい甘みをつけると飲みやすくなります。

材料（1人分）
牛乳…80ml　さとう…小さじ½

つくり方
小鍋に牛乳とさとうを入れ、まぜながら人肌にあたためる。

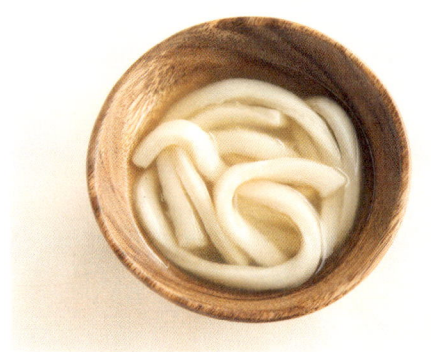

うどんのやわらか煮

水分を飲ませても吐かなくなったら、固形物を少しずつ与えます。最初は、胃腸に刺激を与えず、食べやすいうどんをやわらかく煮て。野菜やたんぱく質は入れずに、まずはうどんだけで慣れさせます。

材料（1人分）
ゆでうどん…100g　だし（P12参照）…300ml
しょうゆ…少々

つくり方
❶小鍋にだしとうどんを入れ、ふたをして火にかける。煮立ったら、弱火でやわらかくなるまで煮る。
❷うどんが菜箸でかんたんに切れるくらいのやわらかさになったら、しょうゆで味をととのえる。

＊うどんは、丸飲みしないように、3〜4㎝長さに切ってもよいでしょう。

[食欲がもどってきたら]

にゅうめん（ささみとかぶ入り）（写真左）

吐き気がおさまり、食欲がもどってきたら、消化のよい野菜やたんぱく質を少しずつ。脂肪の少ないささみ、繊維の少ないかぶは最適です。

材料（1人分）
そうめん（乾）…20g　ささみ…20g　かぶ…20g　かぶの葉…10g
だし（P12参照）…260ml　しょうゆ…小さじ½

つくり方
❶そうめんは食べやすい長さにして、やわらかくゆでて流水で洗う。
❷ささみはすじをとりのぞき、ゆでて細くさく。
❸かぶは皮をむいて薄い短冊に切り、かぶの葉は2～3cm長さに切る。
❹小鍋にだしを入れ、❸を入れてやわらかくなるまで煮る。
❺❶と❷を加え、しょうゆで味をととのえる。

はんぺんと野菜の煮こみうどん（写真右）

やさしい口あたりのはんぺん、うどんに、やわらかく煮た野菜を合わせて。

材料（1人分）
ゆでうどん…70g（⅓玉）
はんぺん…20g
だいこん、にんじん、小松菜…各10g
だし（P12参照）…260ml
しょうゆ…小さじ¼
塩…ひとつまみ（1g）

つくり方
❶はんぺんは1cm角、だいこん、にんじんは5mm厚さのいちょう切り、小松菜は約1cm長さに切る。
❷ゆでうどんは食べやすい長さに切る。
❸小鍋にだしと野菜を入れて火にかける。やわらかくなったら、❷と調味料を加えて煮こむ。
❹うどんがやわらかく煮えたら、はんぺんを加えて、ひと煮立ちさせる。

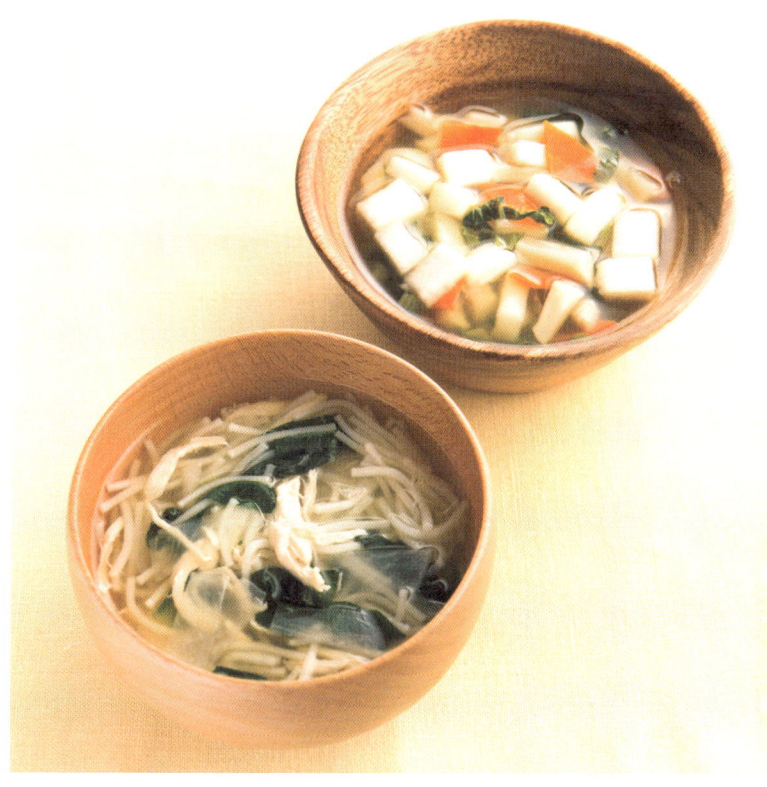

[食欲がもどってきたら]

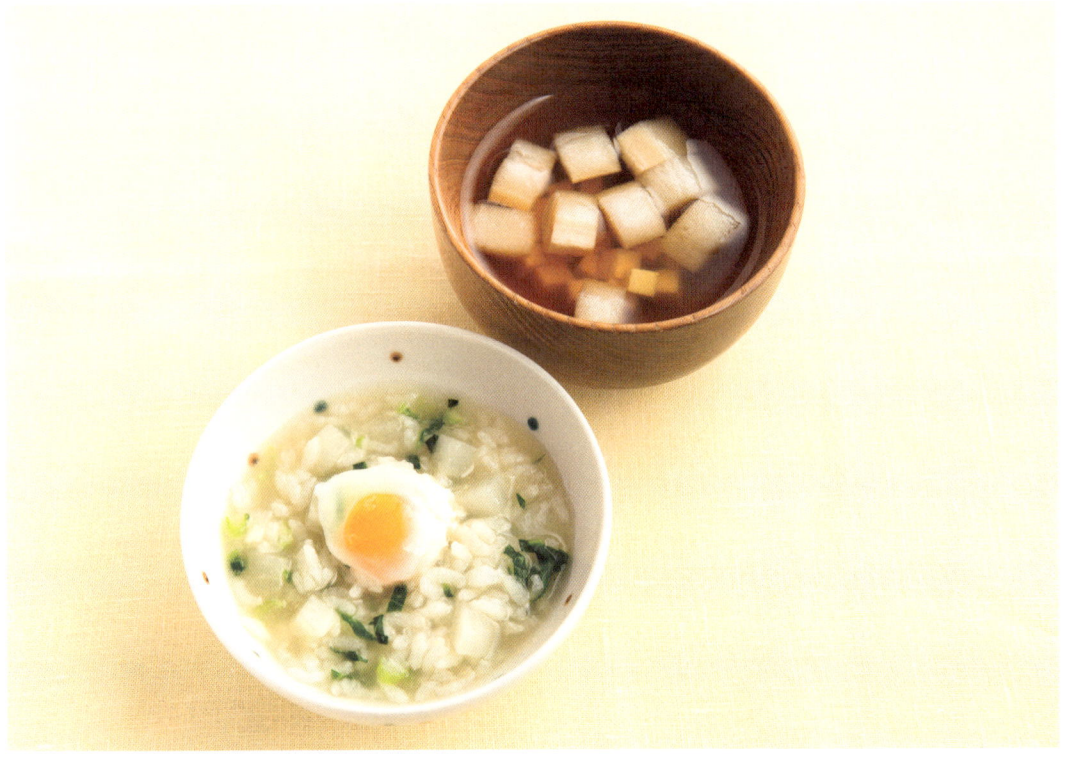

野菜と卵のおかゆ

しばらくなにも食べられなかったおなかには、
おかゆが一番。やわらかいかぶと一緒に。

材料（1人分）
ごはん…70～80g　かぶ…20g　かぶの葉…10g
だし（P12参照）…260㎖
塩…ひとつまみ（1g）　しょうゆ…小さじ¼
うずらの卵…1個

つくり方
❶ごはんは、さっと洗ってざるにあげておく。
❷かぶは皮をむいて1㎝の角切り、葉は細かくきざむ。
❸小鍋に調味料とだしを煮立て、❶、❷を入れる。ふたをして、弱火で15～20分、ごはんがとろりとするまで煮る。
❹うずらの卵を落とし、半熟で火を止める。

豆腐と麩のすまし汁

消化がよく、のどごしのよい食材でつくるすまし汁。
水分の補給にもなります。

材料（1人分）
絹ごし豆腐…20g　小町麩…3個
だし（P12参照）…200㎖
しょうゆ…小さじ1　塩…少々（0.5g）

つくり方
❶豆腐は7～8㎜のさいの目に切る。小町麩は、4等分に切って水でもどす。
❷小鍋にだしを入れて火にかけ、煮立ったら豆腐と水けをしぼった麩を入れる。
❸ひと煮立ちしたら、しょうゆと塩で味をととのえる。

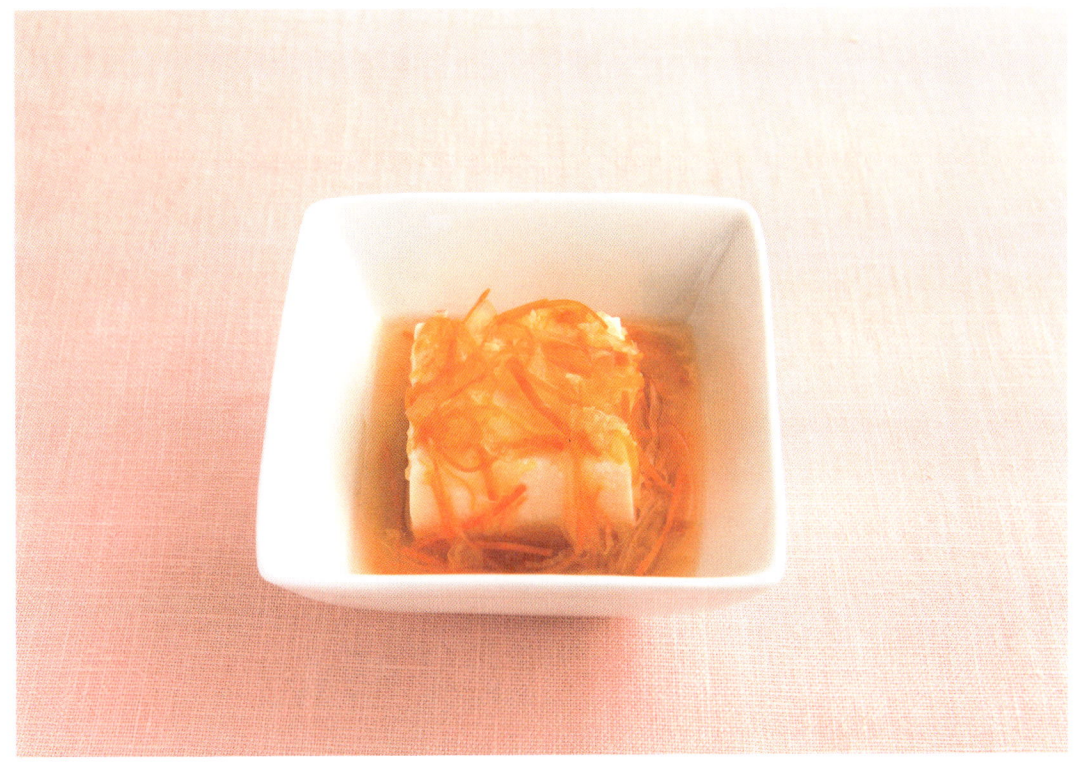

煮やっこの野菜あん

つるりと食べやすい豆腐に、やさしい和風味の野菜あん。
体にいい組み合わせで、元気を回復。

材料（1人分）
絹ごし豆腐…70g（¼丁）　にんじん、玉ねぎ、はくさい…各10g
だし（P12参照）…130ml　しょうゆ…小さじ⅔
さとう…小さじ¼

Ⓐ 水どき片栗粉
　片栗粉…小さじ½　水…小さじ1½

つくり方
❶野菜は2〜3cm長さのせん切りにする。
❷小鍋にだしと❶を入れ、やわらかくなるまで煮る。
❸❷に調味料を入れ、豆腐を加えて弱火で火を通す。
❹Ⓐの水どき片栗粉でとろみをつける。

嘔吐

ママが綴る 「子どもの成長記録」より

ロタウイルスに感染。2週間ほど症状が続いて、あまり食べられなかった。はじめは、無理して食べさせるともどしてしまうので、水をできるだけ飲ませるようにした。調子がよくなったら、炭水化物をたくさん食べたがった。
（K.B.　2歳9カ月　男児）

乗りもの酔いはなぜおこる？
メカニズムと予防

◎ 乗りもの酔いの原因

　私たちがまっすぐに立ち、歩いたり運動したりすることができるのは、体のバランスが保たれているからです。体の平衡感覚をつかさどる器官は「内耳」で、音を脳に伝える働きもあります。

　また目で見たものを脳に伝える「視覚」も大切です。目に映る景色により、自分の体の位置、状態を把握します。さらに「筋肉や関節」は体にかかる重力を感じています。これらの「内耳」「視覚」「筋肉・関節」の3つの働きにより、体のバランスを保ちます。

　乗りものに乗って体に揺れや速度が加わると、これら3つの働きにずれが生じ、自律神経が失調状態に陥ります。それにより気分がわるくなったり、吐き気や嘔吐をもよおしたりするのが、乗りもの酔いです。乗りものだけではなく、激しいスピードの動画を見ることによる「シネマ酔い」などもあります。脳の働きが未完成な3歳くらいまでの乳幼児や、脳の老化が始まる老人は酔いにくいといわれています。3歳をすぎ、年齢が上がるにつれて、乗りもの酔いをしやすくなりますが、ある程度乗りものに慣れたり、乗りもの酔いを経験することにより、だんだん軽減していきます。

　以上が、乗りもの酔いのおよそのメカニズムですが、乗りものに対する不安感や、酔いやすいという思いこみなどの精神的な要素も関与します。

嘔吐物の処理の仕方について　[ノロウイルス・ロタウイルスの場合]

嘔吐物を掃除するときには、使い捨てのゴム手袋とマスクを使用し、新聞紙やペーパータオルで吐物を広げないようにふきとります。二次感染につながるので、決して素手で触らないこと。そのあと、消毒液（＊）を含ませたペーパータオルでふき上げて、消毒をします。使用した紙類や手袋は、ビニール袋に入れて口をきっちり閉め、捨てます。嘔吐物を処理し終わったら、手洗いとうがいを念入りにしてください。

＊消毒液…次亜塩素酸ナトリウムを含む家庭用の塩素系漂白剤を水で薄めて、次亜塩素酸ナトリウム濃度0.1％の希釈液をつくる。塩素5％を含む塩素系漂白剤ハイターやブリーチの場合、10mlを500mlの水で薄める。

◎乗りもの酔いを防ぐには

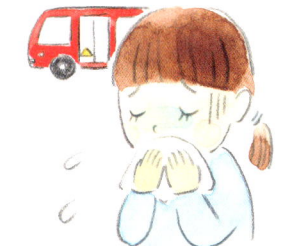

1 **寝不足や体調不良を避ける**：体調が悪いと自律神経が乱れやすくなり、乗りもの酔いをしやすくなります。

2 **満腹も空腹も避ける**：満腹でも空腹でも、乗りもの酔いがおこりやすくなります。乗る前の食事は控えめに。空腹に備え、おやつや軽食を持参しましょう。

3 **進行方向を見る、乗りものの動きに体を合わせる**：視覚と、筋肉・関節の働きをなるべく一致させるためです。

4 **乗車座席に気をつける**：乗用車は前の座席、バスは揺れの少ない前方、船は中央付近に座らせましょう。

5 **乗りものの中で、ゲームや読書をしない**：外の景色を見ていないと乗りものの動きが予測しにくくなるため、視覚と内耳の働きに混乱が生じます。

6 **体を圧迫する服装を避ける**：酔ったときは、衣類等を緩めます。着せすぎにも気をつけましょう。

7 **不快なにおいを避ける**：ガソリン、排気ガス、たばこなどの嫌なにおいも、乗りもの酔いを助長します。

8 **酔い止めを内服する**：神経を安定させたり、吐き気や嘔吐を抑える効果のある薬剤などが配合されています。内服することで「酔わない」という安心感も得られます。複数の製薬会社から多種類販売されています。対象年齢や剤型、内服のタイミングもさまざまです。対象年齢、服薬量、注意事項は必ず守ってください。酔い止め以外の目的で内服しない、お子さんの手の届かないところに置く、高温になる車中に放置しない、などの注意も必要です。

熱があるとき

熱が出ると、眠気と食欲低下を招きます。いずれも、病気からの回復を促すために、安静を保つことをしぜんに体が欲求しているのです。
体をしっかり休ませ、食事は消化のよいものを。また、皮膚や呼吸から、水分が多く失われるので、こまめな水分補給も必要です。

【 食べさせ方のポイント 】

1 熱の出始めは、しっかり水分補給

熱が出ると体から水分が失われ、食欲も落ちるので、脱水症状をおこしやすくなります。また、ビタミンやミネラル類の消耗も激しくなるので、補給しましょう。

[**水分補給**] 湯ざまし、番茶、麦茶、はちみつレモン（P31）、薄めたりんごジュース（P24）、乳児用イオン飲料など。
[**ビタミン、ミネラル類の補給**] 果汁、果実、野菜スープ（P13）など。
＊悪寒がする場合は、人肌くらいにあたためます。

---

2 熱はあっても食欲のあるとき

熱が下がり始め、食欲もある程度もどったら、体力の回復と抵抗力をつける食事にします。

- 消化吸収のよいごはんやうどんをやわらかくして
- 良質のたんぱく質（卵や白身魚、豆腐、乳製品など）で体力の回復を
- ビタミンA・B_1・Cで抵抗力と感染予防

[**ビタミンA＝粘膜を強化**] レバー、かぼちゃ、にんじん、小松菜など
[**ビタミンB_1＝疲労回復**] 豚肉、かれい、大豆など
[**ビタミンC＝抵抗力を強化**] カラーピーマン、パセリ、ブロッコリー、柚子、レモン、柿、キウイフルーツ、いちごなど

- 荒れた口の中にやさしい、のどごしがよく、ひんやり、さっぱりしたものを。

> 症状解説

病原体とたたかうために熱が出る

　風邪のウイルスや細菌などの病原体に感染すると、体は病原体とたたかうために発熱します。発熱することで、病原体の増殖を抑え、免疫機能を高めて体を病原体から守るのです。発熱は、脳の体温調節中枢が体の各部位に体温を上げるように指令を出して、おこります。体が震える（悪寒戦慄）のは、体温を上げて発熱するためにおこります。病気が治ると、今度は体温を下げるように指令を出し、汗を出して平熱にもどります。

適切な対処法を

　「高熱が出ると脳がやられる」と、不安に思われる方がしばしばおられますが、発熱そのものが脳に障害をおこすことはありません。

　また、汗をかかせて熱を下げようと、布団をたくさんかける方がいますが、間違った判断です。無理に汗をかかせても、熱は下がりませんし、かえって体力を消耗し、脱水の危険性も出てきます。悪寒戦慄のときには体をあたため、熱が上がりきれば薄着にして、エアコンなどを上手に使って、すごしやすい環境に。

　熱を解熱剤で下げる必要はありませんが、薬を使うことで容体が落ちつくようであれば、医師の指示通りに適切に使ってください。

【 手づくりはちみつレモン 】

水分補給に、消耗したビタミンやミネラル類の補給に、甘くて飲みやすいはちみつレモンがおすすめです。

材料とつくり方
水（湯ざまし）… 200mℓ
はちみつ … 小さじ2
レモンのしぼり汁 … 小さじ2
あら塩 … 0.1～0.2g
　　　（ごく少量、指先でかるくひとつまみ）

すべての材料をよくまぜ合わせる。

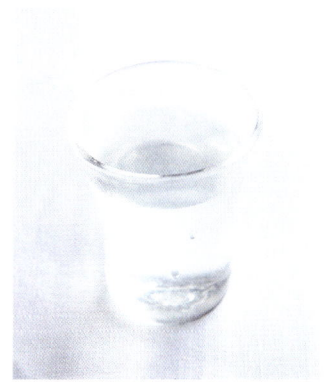

＊1歳未満の子どもには、はちみつではなく、さとうでつくる。

熱がある

離乳食は、ひとつ前の時期にもどす

少々熱があっても機嫌がよく、食欲もあって、下痢もしていなければ、いつも通りに食べさせてかまいません。食欲がなければ、水分補給を優先させ、無理に食べさせないこと。水分を充分とらせながら、離乳食はひとつ前の時期にもどします。食欲に合わせて徐々に量を増やします。母乳やミルクは、ふだん通りに飲ませます（P71も参照）。

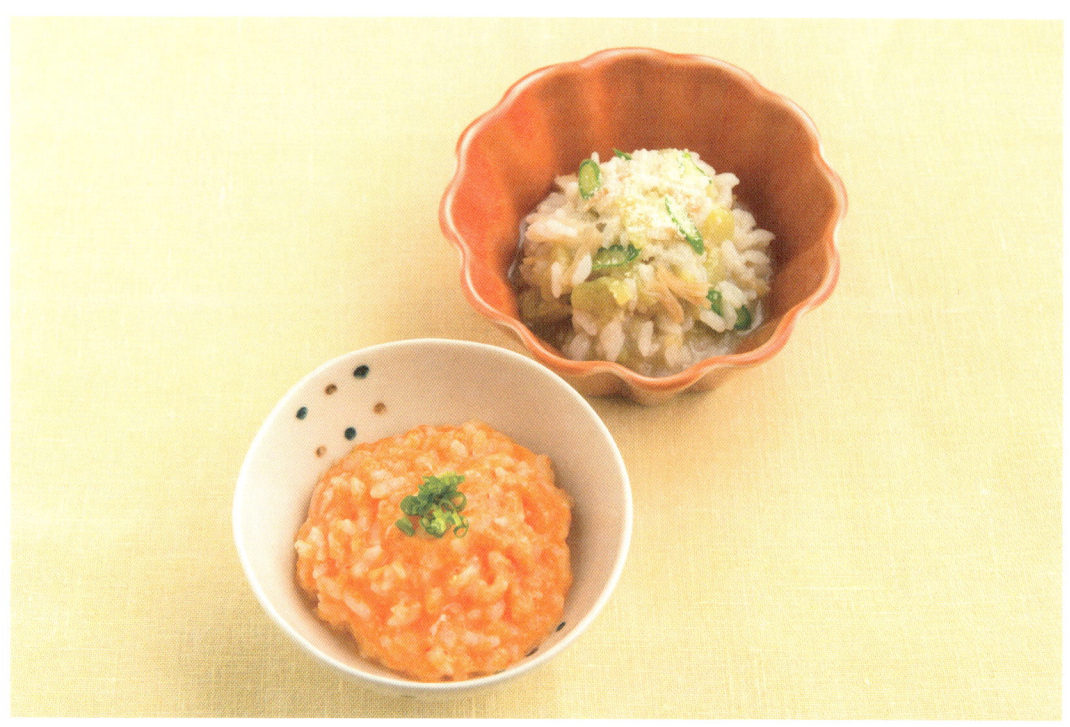

卵とにんじんのおじや

体力の回復には、良質で栄養豊富な卵が有効です。
おじやは子どもも食べやすく、つくるのも手軽です。

材料（1人分）
ごはん … 80g　にんじん（すりおろし）… 60g
卵 … 小1個　だし … 200㎖
しょうゆ、みりん … 各 小さじ1
万能ねぎ（小口切り）… 適量

つくり方
❶小鍋にだしとにんじんを入れ、ふたをして火にかける。
❷にんじんがやわらかくなったら、ごはんとしょうゆ、みりんを加えてふたをし、弱火で全体がやわらかくなるまで7～10分ほど煮る。
❸❷にとき卵をまわし入れ、短時間で火を通し、万能ねぎをのせる。

＊だしは和、洋、中の好みの味でつくりましょう。

ほたてのリゾット

ほたて貝に含まれるタウリンは、発熱後の
体力回復におすすめ。だしもきいて、食欲もわきます。

材料（1人分）
ごはん … 60～80g
ほたて貝柱水煮缶（ほぐし身）… 20～30g
なす … 20g　さやいんげん … ½本
野菜スープ（P13参照・ほたて缶の水分をたして）… 100㎖
バター … 2g　パルメザンチーズ（粉）… 少々

つくり方
❶なすは皮をむき、薄いいちょう切りにして水にさらす。さやいんげんは、ゆでて斜め薄切りにする。
❷小鍋にスープを煮立て、なすとほたて貝柱を入れる。
❸❷に火が通ったら、ごはんとバターを加えてまぜ、全体がとろっとなじむまで加熱する。
❹器に盛り、パルメザンチーズとさやいんげんを散らす。

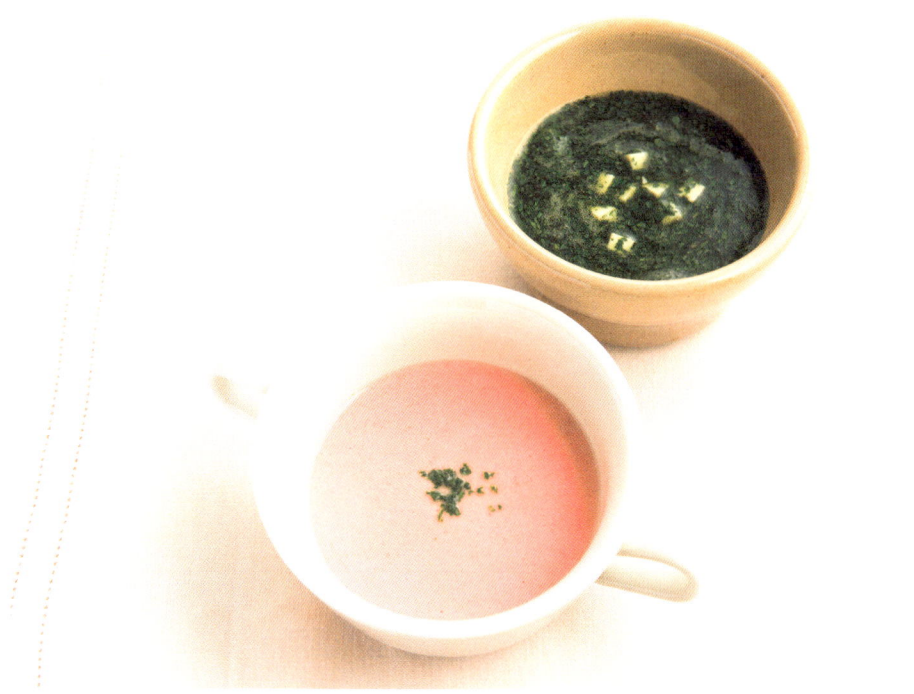

冷たいトマトのスープ

緑黄色野菜のβ-カロテンやビタミンCは、粘膜や皮膚を元気にさせます。おなかにやさしいヨーグルトと一緒に。夏バテのときにもよいでしょう。

材料（1人分）
トマト（湯むきをする）… 50〜60g

Ⓐ プレーンヨーグルト … 50〜60g
　さとう … 小さじ⅓　塩 … 少々（0.5g）
　レモンのしぼり汁 … 小さじ½

パセリのみじん切り … 少々

つくり方
❶トマトはざく切りにする。パセリはみじん切りにする。
❷トマトとⒶをミキサーまたはフードプロセッサーに入れて、なめらかにする。器に入れてから、パセリのみじん切りを飾る。

モロヘイヤと豆腐のスープ

モロヘイヤはミネラル分が多く、とろみもあるので、のどごしよく食べられます。冷やしてもおいしい。

材料（1人分）
モロヘイヤの葉 … 20g　絹ごし豆腐 … 20g
長ねぎのみじん切り … 5g（1cm分）
だし（P12参照）… 150ml　しょうゆ … 小さじ½
塩 … 小さじ²⁄₅

つくり方
❶モロヘイヤはやわらかい葉先を選び、包丁で細かくきざんでたたく。豆腐は、1cmのさいの目切りにする。
❷小鍋に、だし、長ねぎを入れて煮立て、モロヘイヤを加える。
❸豆腐を加え、あくをすくいながら煮る。モロヘイヤに火が入って、とろみがついたら調味してでき上がり。

熱がある

卵を使わないアイス

熱が高いと疲れるもの。そんなときは甘いものを少しとると、元気が出ます。
ミルク味のさっぱりしたアイスです。

材料（容量 500mlのステンレス容器）
牛乳 … 300ml
生クリーム … 100ml
スキムミルク … 45g
さとう … 40g
はちみつ … 大さじ1

つくり方
❶ ボウルにスキムミルク、さとう、はちみつを入れてまぜながら、牛乳を少しずつ加えてよくまぜる。
❷ 生クリームを加えてまぜ、容器に流し入れて冷凍庫へ。
❸ 1時間してかたまってきたら、空気を入れるようにスプーンなどでかきまぜて、また冷凍庫で凍らせる。以降数時間おきに2～3回くり返す。

＊乳脂肪分が控えめでかたく凍るため、❸のあと、小わけにしておくとよい。
＊はちみつを使っているので、1歳未満の子どもには与えない。

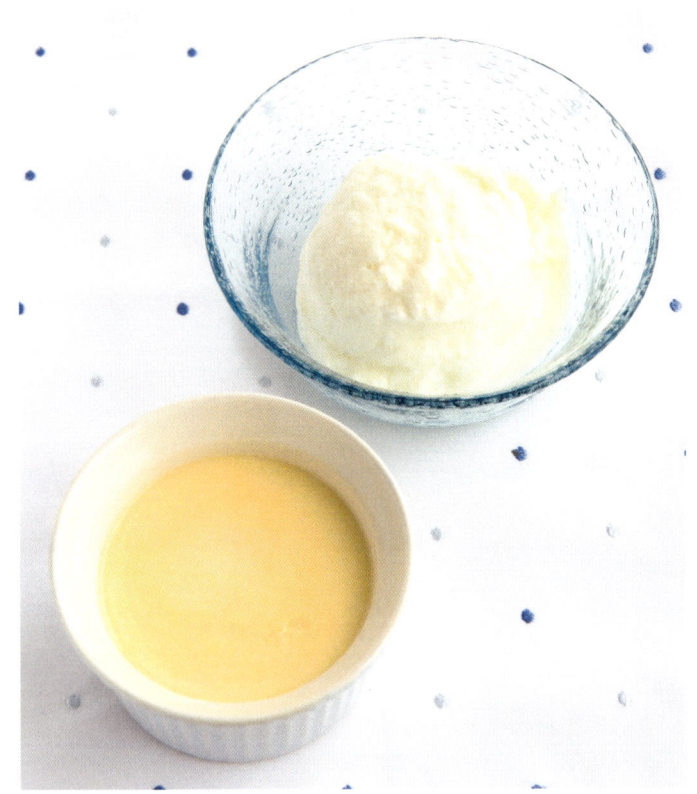

とろとろプリン

完全栄養といわれる卵は、弱った体を元気にします。

材料（容量 100mlのココット型4個分）
牛乳、生クリーム … 各100ml
卵 … 1個
さとう … 30g

Ⓐ レモンしぼり汁 … 大さじ1
　 水 … 50ml

つくり方
❶ 小鍋に牛乳、生クリームを入れて沸とう直前まであたためる。
❷ ボウルに卵を割り入れ、さとうも入れて、Ⓐを少しずつ加える。
❸ ❷に❶を少しずつ加えてまぜる。
❹ ❸をこし器に通して型に流す。
❺ 蒸し器に入れ、蒸気の上がった蒸し鍋にセットし、弱火で10～12分蒸す。粗熱がとれたら冷蔵庫で冷やす。

＊150℃のオーブンで、15～20分蒸し焼きしてもよい。

体温調節機能を育てる大切さ

　本来哺乳類は、環境温が変化しても体温を一定に保つような機能を備えています。子どものうちから暑さや寒さを経験することにより、自律神経が刺激され、体温調節機能も発達します。これにより環境温の変化に適応しやすくなり、体が丈夫になります。保育園や幼稚園で薄着や冷水（乾布）摩擦をすすめているところがありますが、これも体温調節機能を育てることにつながります。衣類での調節も必要ですが、寒いからと着せすぎて、体をあたためていればいいわけでもありません。

　寝冷えで風邪をひくといわれますが、風邪のウイルスに接触しなければ、風邪をひくことはありません（P14参照）。ただ、体が冷えると確かに体調が悪くなります。だるくなったり、のどが痛くなったり、おなかが冷えて下痢をしたり……。また体の抵抗力が落ちて、風邪などの病気にかかりやすくなる場合もあります。寝冷えを心配して布団をかけすぎると、元来子どもは暑がりですから、布団から飛び出します。かけるものを1枚薄くしましょう。暑いと熟睡できず、親子ともに寝不足になり、体調をくずすことにもつながります。

　体温調節機能を育てるには、食べものも大切です。体をあたためるというのは、体全体の血液の流れをよくすることです。あたたかい料理は、もちろん体をあたためますし、香味野菜（玉ねぎ、長ねぎ、にんにく、しょうがなど）は血行を促進する効果のある食べものです（P65参照）。一般に、生野菜は体を冷やしますが、ゆでるなどして温野菜にすると体をあたためる効力に変わります。毎日の食事から、体温調節機能を育む食卓を意識するとよいでしょう。

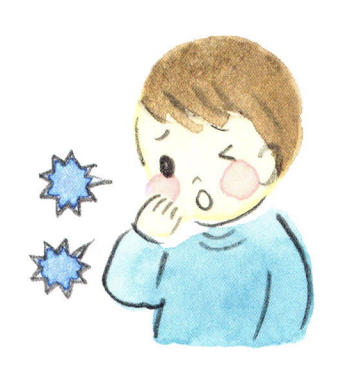

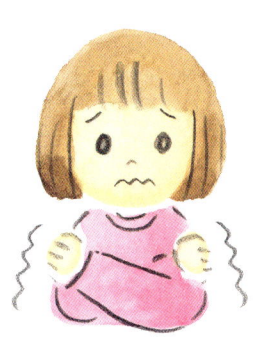

熱がある

口・のどが痛いとき

口の中が痛くて食べられないのは、つらいものです。
ただ、2～3日、ほとんど食べなくても栄養失調にはなりませんから、
まずは、水分補給を心がけ、食べられそうな刺激の少ないものを与えましょう。

【 食べさせ方のポイント 】

1 しみない温度と味つけ

[温度] 熱すぎず、冷たすぎず、刺激の少ない人肌程度の温度が最適です。ただ、冷たいものは痛みを感じにくくする効果もあるので、嫌がらなければ与えてもよいでしょう。

[味つけ] すっぱいものや、しょっぱいものは避け、全体的に薄味にします。

---

2 やわらかく、なめらかに

ごはんやパン、麺類、卵、豆腐、いも類、バナナなどをすりおろす、すりつぶす、きざむ、やわらかく煮るなどします。また、小麦粉や片栗粉、くず粉、寒天などで、口からのどへつるりと通過しやすい形状にするとよいでしょう。

＊サクサクの揚げものやポロポロのひき肉そぼろ、せんべい、クッキーなどは避けます。口の中に食べかすがあると痛みが続くので、食後はぬるま湯で口をすすぎましょう。

---

3 少量で高栄養のものを

少量で満腹感の得られるものを心がけます。口内炎には、ビタミンB_1、B_2、B_6を。粘膜の増強や保護にビタミンCを。ビタミンB_2は納豆、卵、レバーに、B_6は魚（かつお、さけ、さんまなど）、とり肉などに、Cはくだものや野菜に多く含まれます。ただ、食べる量が少ないと便秘になりやすいので、食物繊維も意識して、回数多く食べさせます。

食べやすい食事	
●**主食**	おかゆ、雑炊、煮こみうどん、パンがゆなど
●**おかず**	シチュー、ポタージュ、くず煮、テリーヌなど
●**おやつ**	ゼリー、プリン、コンポート、アイスクリーム、ヨーグルトなど

> 症状解説

痛くなる原因はさまざま

いつもよりよだれが多い、口の中にさかんに指を入れるときなどは、口の中が痛いのかもしれません。原因はさまざまですが、代表的な病気は下記の通りです。なお、虫歯の場合は受診し、指導に従ってください。

❶ 手足口病

毎年流行り、ほとんどの子どもが一度はかかる感染症です。手、足、口の中全体やのどに水疱ができるほか、ひじ、ひざ、おしりにもできます。水疱が破れて口内炎のようになるととても痛くなり、唾液も飲みこめなくなることがあります。特効薬がなく、口の中の痛みを和らげる薬もないため、食事療法が大切です。

❷ ヘルパンギーナ

手足口病と同様、毎年夏に流行る感染症です。高熱で発症したあとに、のどに複数の水疱ができます。熱は2〜3日で下がりますが、のどの痛みはその後も続きます。手足口病と同様に治療薬がありません。

❸ 急性扁桃炎

のどの両脇にある扁桃腺に細菌やウイルスが感染して炎症が起こるものです。扁桃腺が腫れて赤くなり、しだいに膿のような白いものが複数つきます。たいていの場合高熱を伴い、のどが痛くなります。細菌感染が原因であれば抗生剤で治療します。ウイルス感染の場合は、抗生剤も効果がありません。

❹ 溶連菌感染症

溶連菌がのどに感染しておこる病気です。多くの場合、高熱が出て、のどの痛みが強く、真っ赤になるのが特徴的です。吐き気や嘔吐、腹痛を伴ったり、体に赤くて細かい発疹ができることもあります。適切な抗生剤で治療をすれば、比較的早くよくなります。ただし腎炎などの合併症の心配があるので、薬は決められた期間、飲みましょう。

❺ 口内炎

単純な口内炎は、小児では、かむことでできやすいようです。治りがわるく、痛みが強い場合は、塗り薬があるのでかかりつけ医、または小児歯科医に相談を。ヘルペスウイルスが原因のヘルペス性歯肉口内炎では、高熱が4〜5日続き、歯肉炎や多数の口内炎ができ、出血も伴います。水ぼうそうと同じ治療薬が有効ですが、口の中の痛みは数日続きます。

❻ 咳のしすぎ

激しい咳きこみが続くと、咳のしすぎでのどが痛くなり、のどの粘膜が損傷して痰に血がまじることも。咳の原因の正しい診断と、適切な治療で、早く咳を減らすことが肝心です。また夜間のみに咳がひどく出る場合は、喘息の可能性も。

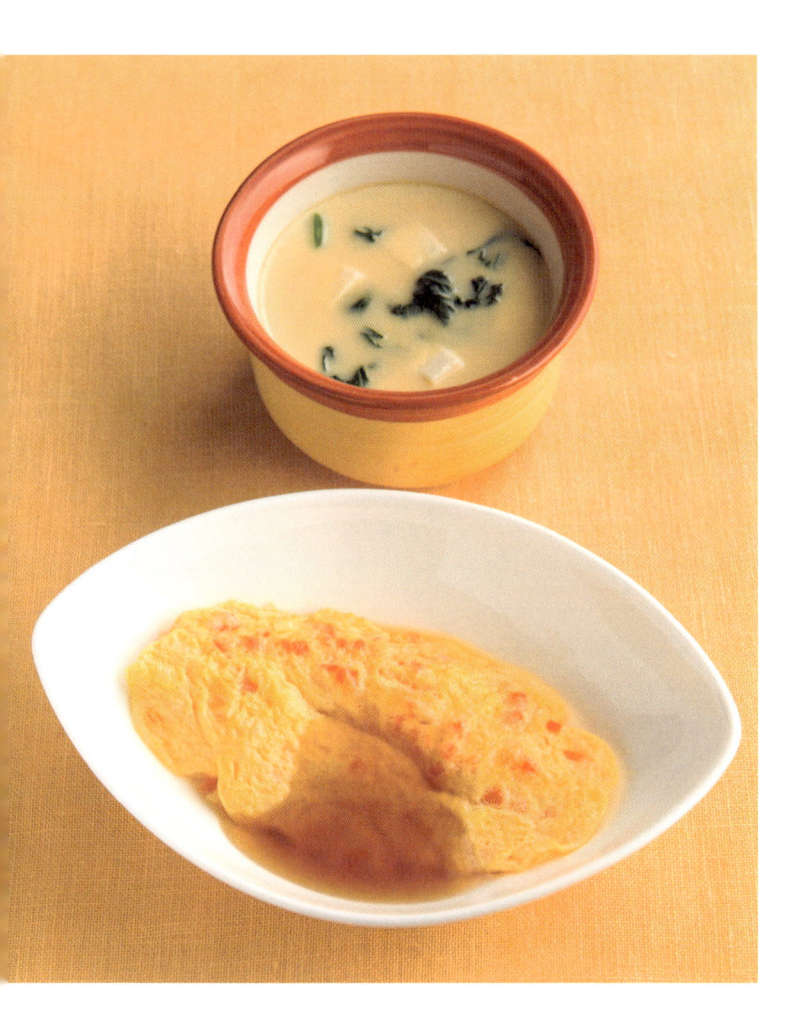

空也蒸し

豆腐の入った茶わん蒸し。なめらかさが身上なので、弱火で蒸すのがポイント。すが入りにくくなります。

材料（容量200mlココットの型2個分）
卵…1個　だし（P12参照）…200ml

Ⓐ 酒、みりん… 各 小さじ¼
　 塩… ひとつまみ（1g）
　 しょうゆ… 小さじ¼

絹ごし豆腐… 50g　ほうれん草… 15g

つくり方
❶豆腐は1cmの角切り、ほうれん草はゆでて1cm長さに切っておく。
❷だしとⒶを合わせて冷ましておく。
❸ボウルに卵をとき、❷にまぜてこす。
❹型に豆腐を入れ、❸をそそぎ、ほうれん草をのせる。
❺蒸し器に入れ、蒸気の上がった蒸し鍋にセットし、弱火で10～12分蒸す。

＊具にうどんを加えて、小田巻き蒸しにも。
＊洋風にアレンジ… 卵1個に野菜スープ100ml、牛乳100mlをまぜる。

あんかけ卵焼き

ふわっとしただし入りの卵焼きに、銀あんをかけて飲みこみやすくします。

材料（1人分）
卵… ½個
だし汁（P12参照）… 大さじ1
にんじん、長ねぎ… 各10g
サラダ油… 小さじ½

Ⓐ あん
　 だし汁（P12参照）… 大さじ1½
　 さとう、片栗粉、しょうゆ… 各小さじ¼

つくり方
❶にんじんは、やわらかくゆでて粗みじん切り、長ねぎも粗みじん切りにする。
❷フライパンにサラダ油を熱し、長ねぎを炒め、にんじんを加えてさらに炒める。
❸割りほぐした卵にだし汁をまぜ、❷に流しこむ。菜箸でまぜながら半熟状にし、形をととのえて、ふたをして火を通す。
❹あんをつくる。小鍋にⒶを入れて、こげないようにまぜながら煮立てる。
❺器に卵焼きを盛りつけ、❹をかける。

レバーペースト

口内炎には、ビタミンBを多く含むレバーを。
みみをとったふわふわのパンにつけて。

材料（つくりやすい量）
とりレバー…250g　牛乳…100ml
玉ねぎ…150g　にんにく…1かけ

Ⓐ［スープの素（粉末）…小さじ1　湯…200ml］

食パン8枚切り（みみを落とす）…適量

つくり方
❶とりレバーは、脂や血のかたまりを流水で洗い流し、牛乳に30分ほどひたしてくさみをとる。
❷玉ねぎ、にんにくは皮をむいて薄切りにする。
❸鍋に湯（分量外）を沸かし、牛乳からとり出した❶をさっとゆでてざるにあける。
❹きれいにした鍋にⒶを入れてよくまぜ、玉ねぎ、にんにく、❸を入れて弱火で煮る。
❺レバーに火が通ったら水分をとばして冷ます。
❻フードプロセッサーに❺を入れて、なめらかにする。

ツナのテリーヌ

口の中が痛くてあまり食べられないときは、
少量でも栄養価の高いものをとりましょう。

材料（つくりやすい分量）
ツナ缶のオイル漬け（175g）…1缶（固形量135g）

Ⓐ　ゆで卵…1個　玉ねぎ…30g　ピクルス…20g
　　パセリ…少々　マヨネーズ…大さじ2
　　塩…少々(0.5g)

牛乳…100ml　粉ゼラチン（ふり入れタイプ）…5g

つくり方
❶50〜60℃にあたためた牛乳にゼラチンをふり入れ、よくまぜてとかし、冷ましておく。
❷ミキサーにオイルをかるくきったツナとⒶ、❶を入れ、なめらかになるまでまわす。
❸❷を好みの型に流し入れ、冷蔵庫で冷やしかためる。

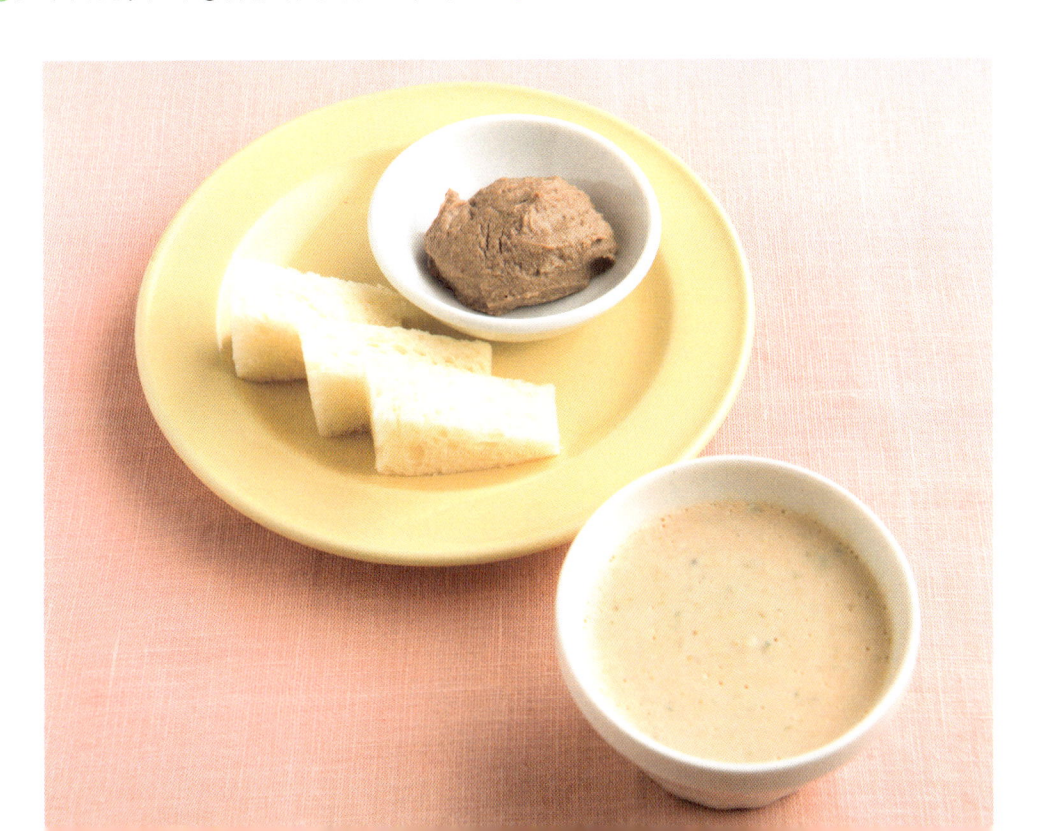

口・のどが痛い

ごはんと野菜のポタージュ

ごはんのとろみでなめらかな口あたり、栄養もたっぷりとれます。

材料（1人分）
ごはん … 30g
にんじん、玉ねぎ … 各20g
野菜スープ（P13参照）、牛乳 … 各80㎖
バター … 5g
塩 … ひとつまみ（1g）

つくり方
❶にんじんと玉ねぎは、繊維を断つように薄切りにする。
❷小鍋にバターを入れて火にかけ、❶を炒める。
❸バターがなじんだら野菜スープを加えてふたをし、やわらかくなるまで煮る。
❹ミキサーに❸と牛乳、さっと洗ったごはんを入れ、なめらかにする。
❺小鍋に❹を移し、再び加熱してひと煮立ちさせ、とろみがついたら塩で味をととのえる。

＊野菜は、キャベツやほうれん草でも。ごはんの代わりにゆでたかぼちゃやさつまいも、じゃがいもを使ってもよい。

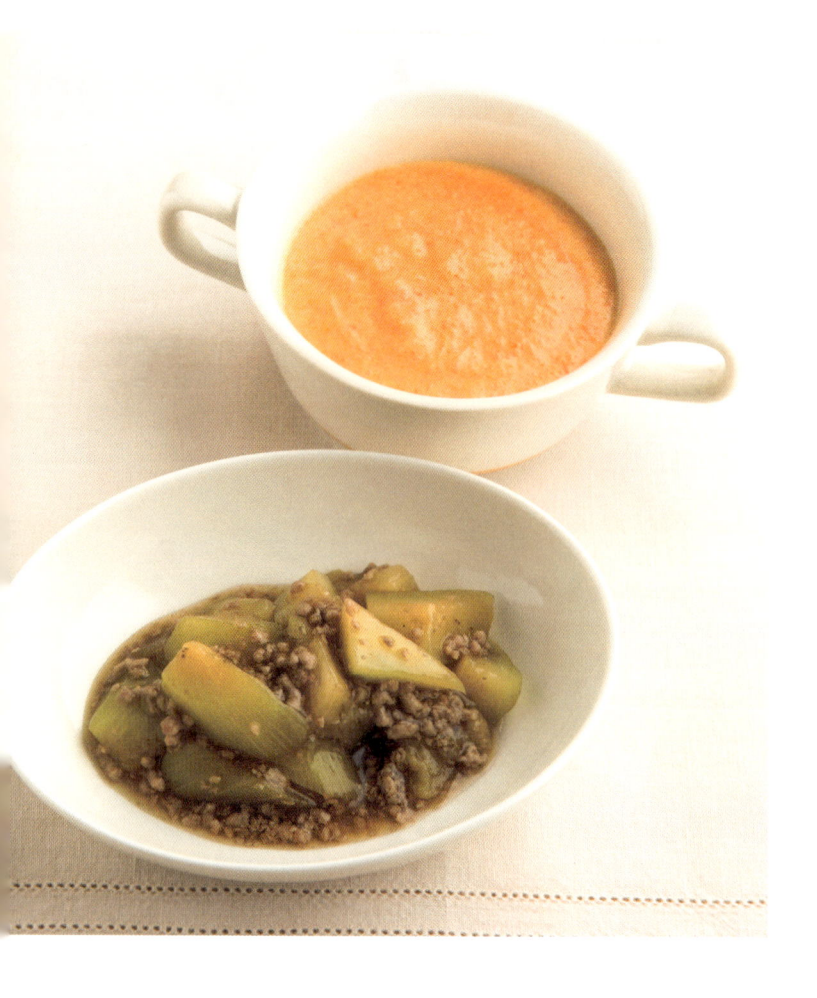

なすのくず煮

パラパラになりやすいひき肉はとろみをつけることで、痛みを刺激せず、飲みこみやすくなります。

材料（1人分）
なす … 70g（1本）
豚または、とりのひき肉 … 15g
水 … 70㎖　さとう … 小さじ½
しょうゆ … 小さじ1

Ⓐ 水どき片栗粉
　片栗粉 … 小さじ1　水 … 大さじ1

つくり方
❶なすは皮をむいて乱切りにし、水に放してあくをぬく。
❷小鍋に水とひき肉を入れてほぐし、さとう、しょうゆを加えて火にかける。
❸肉に火が通ったらなすを加え、火を弱めてふたをして、なすがやわらかくなるまで蒸し煮にする。
❹Ⓐの水どき片栗粉でとろみをつける。

＊なすのほか、豆腐やとうがん、かぼちゃ、かぶ、じゃがいもなど季節の野菜を使って。

口・のどが痛い

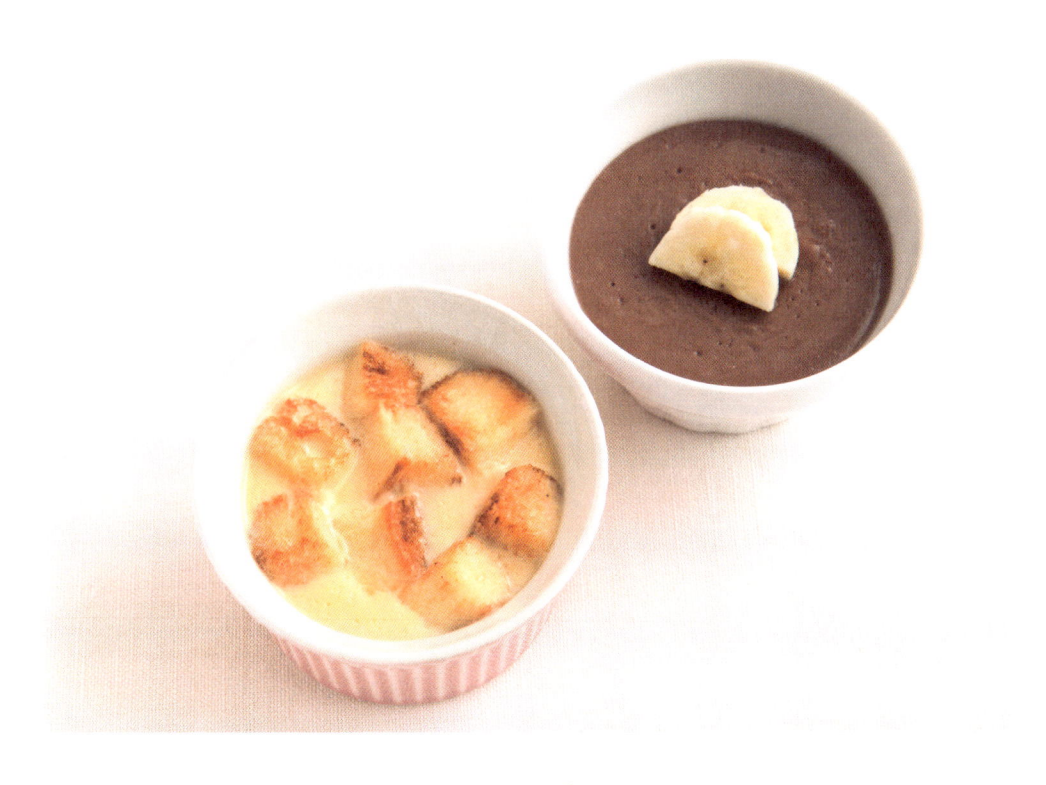

パンプディング

あたたかいままでも、冷やしてもおいしいパンプディング。パンは香ばしくトーストして。

材料（容量 100mlのココット型2個分）
食パン（8枚切り）… 1枚　バター… 小さじ ½
卵 … 1個　さとう … 10g　牛乳 … 100ml

つくり方
❶パンにバターをぬり、トーストしてみみを落として1cm角に切り、型に入れる。
❷ボウルに卵をほぐし、さとうをまぜる。
❸あたためた牛乳を❷に加えてこし器を通し、型に流す。
❹蒸し器に並べ、蒸気の上がった蒸し鍋にセットし、弱火で10〜12分ほど蒸す。

ココアムース

口の中が痛み、食欲が落ちているときは、楽しみも大事。のせるフルーツは刺激の少ないものを。

材料（容量 100mlの型3個分）
Ⓐ [ココア… 小さじ2　湯 … 50ml　さとう … 10g]

牛乳 … 200ml　コーンスターチ … 大さじ2
完熟バナナ … 適量

つくり方
❶Ⓐを小鍋に入れ、弱火で火を通しておく。
❷コーンスターチはボウルに入れ、少しずつ牛乳をそそぎ入れ、ダマにならないようにのばしておく。
❸❶に❷を入れてよくまぜる。
❹❸を火にかけ、とろみがつくまでしゃもじで鍋底をまぜながら火を通す。ふつふつしてから、3〜4分こげないように煮る。
❺型に流し入れ、粗熱がとれたら冷蔵庫で冷やす。
❻バナナを切ってのせる。

便秘のとき

便秘とは、便の回数が週2回以下で、さらに、排便困難で苦痛がある場合のことです。
排便困難とは、便がとてもかたくて出にくく、痛がったり肛門が傷ついて、
便に血液が付着するような場合をいいます。
排便回数が少なくても、便がやわらかくてすんなり出れば、便秘ではありません。

【 食べさせ方のポイント 】

1 食物繊維の多い食品を

食物繊維には、不溶性と水溶性の2種類があります。どちらも腸内環境をととのえることは同じですが、体内での働き方は異なります。不溶性食物繊維は、水にとけない食物繊維で、腸内で水分を吸収して便の量を増やし、腸壁を刺激して排便を促す働きがあります。水溶性食物繊維は、水にとける食物繊維で、便をやわらかくし、排便を促します。不溶性と水溶性食物繊維を2対1のバランスでとるのが理想ですが、日本人の平均的な食事は水溶性食物繊維が不足しがちです。
便秘を治すには、水溶性食物繊維を含む食材をとるとともに、両方を合わせた食物繊維全体の摂取量を増やすことも大切です。

[不溶性食物繊維]
- **セルロース** … キャベツ、レタスなどの葉野菜。ごぼうなどの根菜類。
- **ヘミセルロース** … 穀類、豆類、とうもろこしなど。
- **リグニン** … 切り干し大根、ココアなど。
- **キチン** … 桜えび、きのこなど。

[水溶性食物繊維]
- **ペクチン** … りんご、みかんなどのくだもの全般。
- **グルコマンナン** … こんにゃく、しらたきなど。
- **アルギン酸** … わかめ、ひじき、昆布などの海藻類。
- **ムチン** … 山いも、めかぶなど、ねばねばした食品。

離乳期には水分をたっぷりと

離乳食開始頃の乳児では、乳汁や水分の不足、腸内細菌のバランスの変化が原因で便秘になることが多いので、乳汁、野菜スープ、果汁などで水分補給をしましょう。

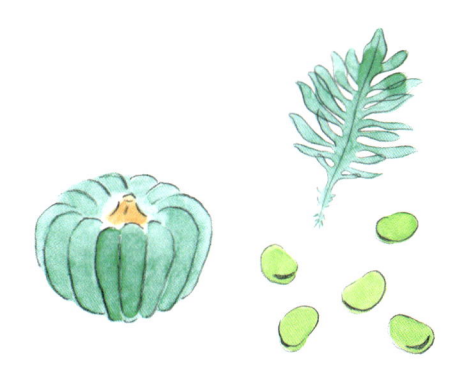

2 穀類、いも類（でんぷん）を しっかり食べる

食べる量が少ないと便の量も減り、排便されにくくなります。便秘というと野菜不足ばかり連想しますが、穀類は、繊維の量は少ないものの、1日3回まとまった量を食べるので、結果的に多くの繊維がとれます。同じく、1回の食事で量がとりやすいいも類も、腸内で発酵して便通を早めます。食物繊維の多い胚芽米や全粒粉パンを利用したり、おやつにいも類を積極的に利用すると、効率よく食べられ、結果として便の量を増やし、スムーズな排便につながります。

3 生活リズムをととのえる

便は、夜眠っている間に、副交感神経の働きで直腸に溜まります。目覚めてすぐに水分や朝食をとると刺激され、便が出やすくなるので、朝食はしっかり食べましょう。食べる時間が不規則でも便秘になります。時間を決めて規則的に食べるように、生活習慣をととのえましょう。

症状解説

水分をとっても便秘は解消されない

便秘の原因には、食べものの種類や食べる量、水分量が関係している場合が多くみられます。たとえば離乳完了の時期をすぎても、母乳やミルクの量が多くて食事量が少ないと、便の量が少なく便秘になることがあります。牛乳が好きでたくさん飲むわりに、食べる量が少ない子どもも同様です。

また、「便がかたい」＝「便の水分が少ない」ということから、水分が多く、やわらかい食事を与える方がいますが、水分を多くとっても、大腸で吸収されるので、便はやわらかくなりません。けれど腸を刺激し、動きを活発にするので、排便を促す効果はあります。

便量を増やす食物繊維を たくさん食べさせる

おとな並みに、かたくて太い便になってしまう場合、排便時に痛みがあるため、便意を感じてもトイレに行くのをがまんしてしまうことがあります。すると、直腸に溜まった便が、時間とともに水分を吸収し、ますますかたく出しにくくなるのです。この悪循環が幼児の便秘のもっとも多い原因です。

"痛くても、がんばって便を出す"と理解することは難しいですが、改善の近道です。

また、便秘になると消化のよい食事ばかりを与えがちです。便量を増やして出しやすくする不溶性食物繊維を含む野菜や豆、いも、穀類と、すりおろしりんごやわかめなどの水溶性食物繊維を、バランスよくとりましょう。

便秘

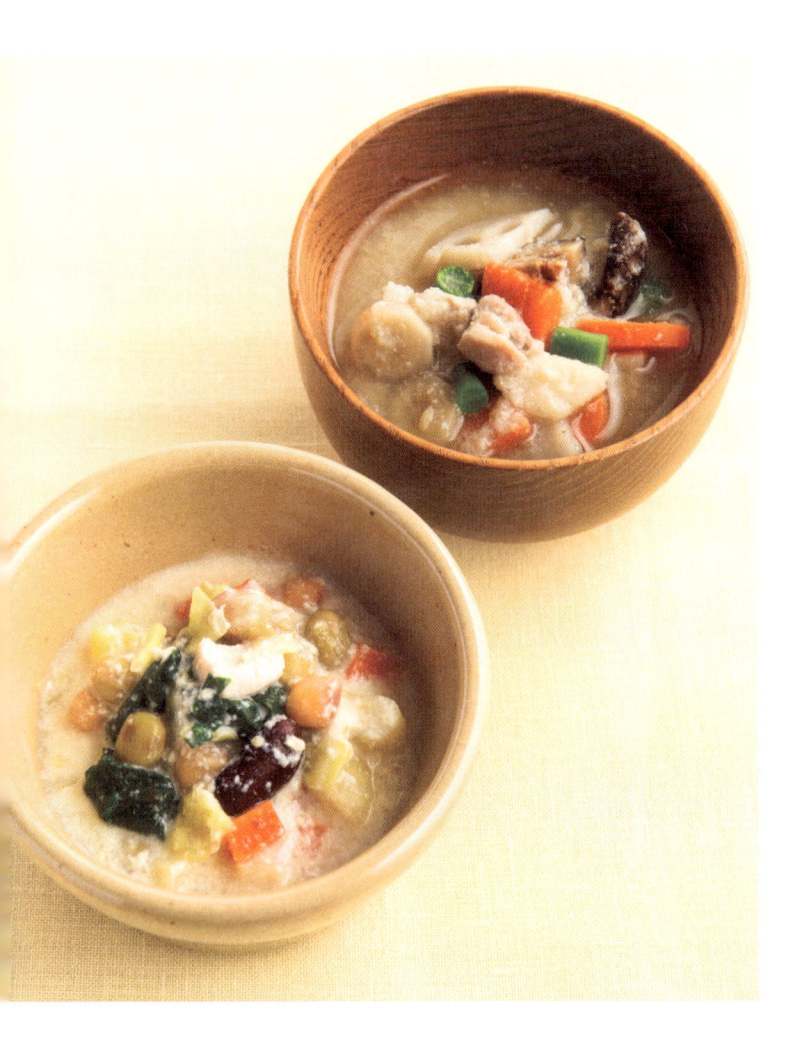

卯の花汁（写真右）

根菜いっぱいの汁ものに、
おからを加えて。
あたたかくて具だくさんの汁ものは、
胃腸の働きを助けます。

材料（1人分）
とりむね肉 … 20g
ごぼう、にんじん、れんこん … 各10g
里いも … 20g
干ししいたけ（水でもどす）… 中½枚
さやいんげん … 1本　おから … 大さじ1
だし（P12参照）… 120ml
しょうゆ … 小さじ⅓
みりん … 小さじ¼

つくり方
❶とり肉は1cmの角切り、ごぼうは5mm厚さの輪切り、にんじん、れんこん、里いもは、皮をむいて5mm厚さのいちょう切りにする。しいたけは4つに切る。
❷さやいんげんは、1cm長さに切って下ゆでする。
❸小鍋にだしと❶を入れて火にかけ、やわらかくなるまで煮る。
❹❸に❷とおから、調味料を加えてひと煮立ちさせる。

豆の和風シチュー（写真左）

豆製品がつまった1品。煮ぬき豆は、冷凍や缶づめなども利用して、回数多く食卓へ。

材料（1人分）
ミックスビーンズ缶（ゆでたもの）… 30g
とりむね肉 … 10g　キャベツ … 20g
にんじん、長ねぎ、ほうれん草（葉の部分）… 各10g
だし（P12参照）… 50ml　豆乳 … 80ml
みそ … 小さじ⅓　塩 … ひとつまみ（1g）

Ⓐ 水どき片栗粉
　片栗粉 … 小さじ½　水 … 小さじ1½

つくり方
❶とり肉はひと口大に切る。キャベツとにんじんは7〜8mmの角切り、長ねぎは7〜8mm厚さの小口切り、ほうれん草はゆでて1〜2cm幅に切る。
❷小鍋にだし、ミックスビーンズ、野菜（ほうれん草以外）を入れて火にかけ、野菜がやわらかくなるまで煮る。
❸❷に豆乳、みそ、塩を入れて、煮立ったらほうれん草を加えて、Ⓐの水どき片栗粉でとろみをつける。

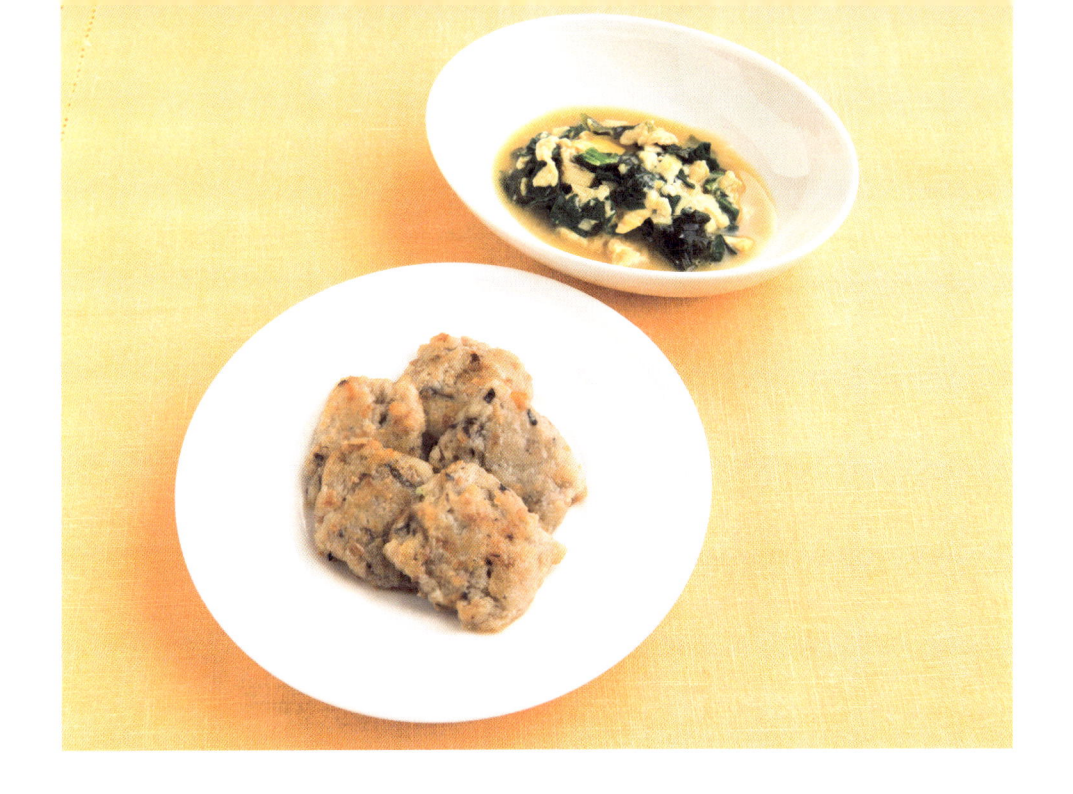

れんこんのつくね焼き

れんこんをすりおろし、とり肉と合わせたつくね焼き。子どもたちに人気のおかずです。

材料（1人分）

れんこん … 60g　とりひき肉 … 20g
干ししいたけ（水でもどす）… 中½枚
Ⓐ［さとう、しょうゆ、酒 … 各小さじ¼］
とき卵 … ⅕個分　片栗粉 … 大さじ1
サラダ油 … 適量

つくり方

❶干ししいたけは、みじん切りにする。
❷鍋にサラダ油をひいて、ひき肉を炒め、白っぽくなったら、❶とⒶを加えて炒める。全体になじんだら、粗熱をとる。
❸れんこんは皮をむいてすりおろす。水分が多いときにはかるくしぼる。
❹ボウルに❷と❸、とき卵、片栗粉を加えて練る。
❺ひと口大に形をととのえ、油をひいたフライパンで両面をきつね色に焼く。

わかめとほうれん草の卵とじ

わかめは、つるりとした食感でかみ切りにくいので、きちんとかんでいるか、子どものようすを見ましょう。

材料（1人分）

塩蔵わかめ … 4g　ほうれん草 … 10g　卵 … ½個
さとう … ひとつまみ　しょうゆ … 小さじ¼
だし汁（P12参照）… 大さじ2　ごま油 … 少々

つくり方

❶わかめは塩を洗い流し、5〜10分水につけ、水けをふいて1〜2cm長さに切る。ほうれん草は、ゆでて1〜2cm長さに切る。
❷小鍋にだし汁を煮立て、❶とさとう、しょうゆを入れて火にかける。
❸再び煮立ったら、割りほぐした卵を入れ、ふたをして弱火で蒸し煮にする。仕上げにごま油を落とす。

便秘

ひじきのサラダ

長ひじきは芽ひじきよりやわらかいので、短く切れば子どもにも食べやすくなるでしょう。

材料（1人分）
長ひじき（乾）… 4g　にんじん… 15g　さやいんげん… 1本
Ⓐ だし（P12参照）… 40ml　しょうゆ… 小さじ1/5
　さとう… ひとつまみ
マヨネーズ… 小さじ1

つくり方
❶ひじきは水につけてもどし、食べやすい長さ（2～3㎝）に切る。にんじんは2㎝長さのせん切り、さやいんげんはゆでて縦半分に切り、斜め薄切りにする。
❷小鍋にⒶとひじき、にんじんを入れて火にかける。やわらかくなったら強火にして汁けをとばし、冷ます。
❸❷にさやいんげんを加えて、マヨネーズで和える。

納豆と青菜のおひたし

発酵食品の納豆は、腸内環境をととのえるので、便秘に効果的です。

材料（1人分）
青菜（ほうれん草、小松菜など）…20g
ひきわり納豆… 大さじ1
しょうゆ… 小さじ1/4

つくり方
❶青菜はゆでて、食べやすい大きさに切る。
❷納豆は、粘りけを少なくするために、ざるに入れてさっと湯をかけ、水けをきる。
❸❶と❷を合わせて器に盛り、しょうゆを加えてひとまぜする。

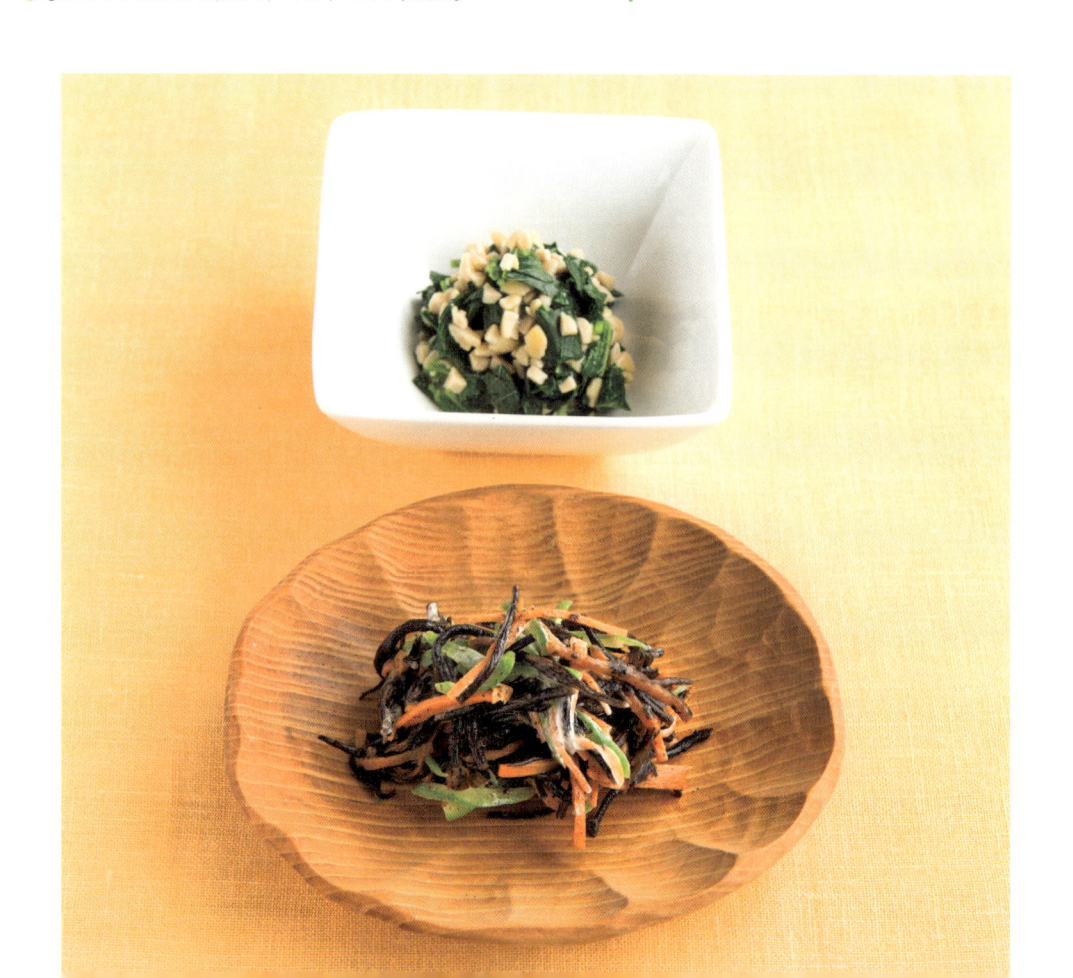

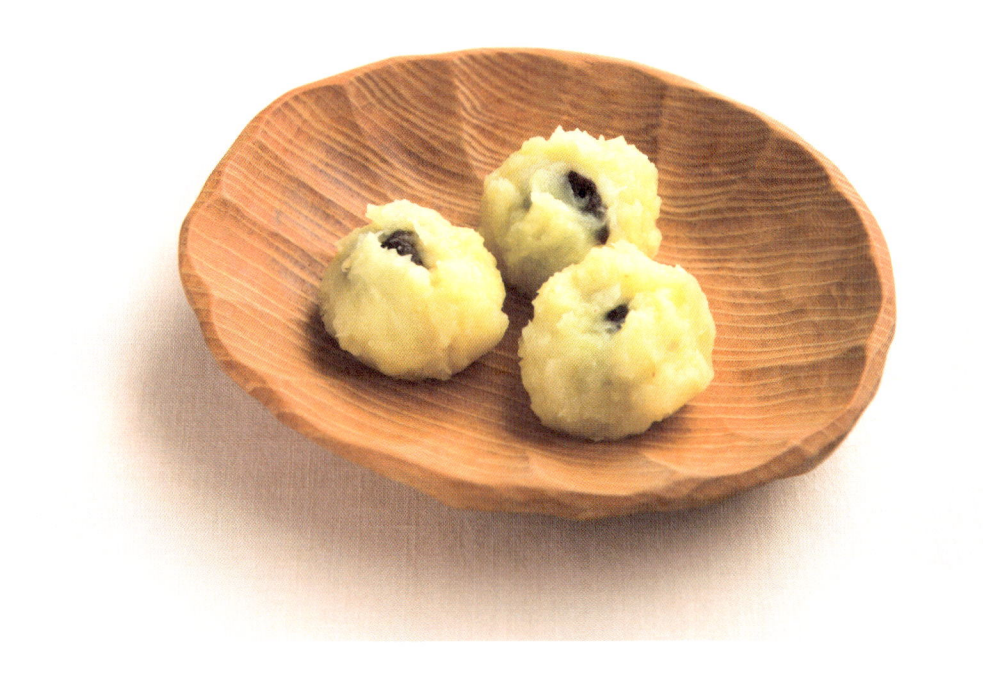

さつまいもとりんごの茶巾しぼり

いも類は腸内で発酵するので、便秘のときにはおすすめです。
食事だけでなく、おやつでも積極的にとり入れましょう。

材料（3個分）
さつまいも…40g　りんご…30ｇ（⅛個）　種ぬきプルーン…1個
さとう…小さじ2　バター…小さじ1

つくり方
❶さつまいもとりんごの皮をむき、いちょう切りにして水にさらす。
❷プルーンはさっと洗って3等分し、ひたひたの水（分量外）で、やわらかくなるまで煮る。
❸小鍋に❶とひたひたの水（分量外）、さとう、バターを入れ、落としぶたをしてやわらかくなるまで煮る。
❹❸の汁けをきって、粗くつぶして冷ましておく。
❺ラップの中央に❹をおき、中央にプルーンをのせて包みこみ、ラップごとしぼって茶巾型にする。

便秘

ママが綴る「子どもの成長記録」より

●魚や野菜(オクラやピーマン)など、苦手なものも口にするように。残さずよく食べるようになり、便秘が治りつつある。
（K.H.　5歳　男児）

●排便が週に2～3回のためか、食欲にムラがある。3つにわかれたランチ皿に変えたら、母もバランスよく盛りつけができて、子どもも進んで食べる。
（S.A.　2歳9カ月　女児）

夏バテで食欲がないとき

夏は、暑さがストレスとなり、自律神経が乱れて消化機能が低下、食欲がなくなることがあります。喉ごしのよいめん類など主食に偏る、冷たくて甘いもののとりすぎなどが、夏バテを引き起こす場合もあります。おとなも一緒に食べ方を見直してみましょう。

【 食べさせ方のポイント 】

1 バランスのよい食事で夏バテ予防

冷たいものをとりすぎて胃腸の活動を低下させたり、そうめんなどで糖質を多くとり、ビタミンやミネラル、たんぱく質などのバランスをくずすことで、「だるい」「食欲がない」という代表的な夏バテに。まずは、少量でもバランスよく食べることから。

---

2 疲れた体を回復させる栄養素

[体をつくる]
- **たんぱく質**…肉・魚類、卵、大豆・大豆製品、牛乳・乳製品など

[体の機能をととのえる]
- **カルシウム**（精神を安定させる）…牛乳、大豆・大豆製品、青菜など
- **カリウム**（むくみ、だるさをとる）…きゅうり、なす、トマト、とうがんなど

[体調をととのえる]
- **ビタミン B_1**（糖質をエネルギーに変え、疲労回復に）…豚肉、うなぎ、大豆など
- **ビタミンA・C**（体の抵抗力を高める）…うなぎ、トマト、緑黄色野菜、くだものなど

---

3 食欲回復に知っておきたいこと

- 白米を胚芽米に替えるだけで、約4倍のビタミン B_1 が摂取できる。パンの場合は全粒粉に。
- 牛乳の飲みすぎに注意。調理用も含めて、1日の適量200〜300mlくらいに。
- 梅干しやレモンなどに含まれるクエン酸は、エネルギー代謝を助け、疲労物質の乳酸の産生をおさえる。
- におい（硫化アリル）の強いもの（にんにく、にら、玉ねぎなど）を一緒に食べると、ビタミン B_1 の吸収がよくなり、働きも持続する。
- 納豆、オクラなどに含まれるぬめり成分（ムチン）は、消化を促す作用がある。
- 辛味、香りのあるものは胃液の分泌を促し、食欲を増進させる。

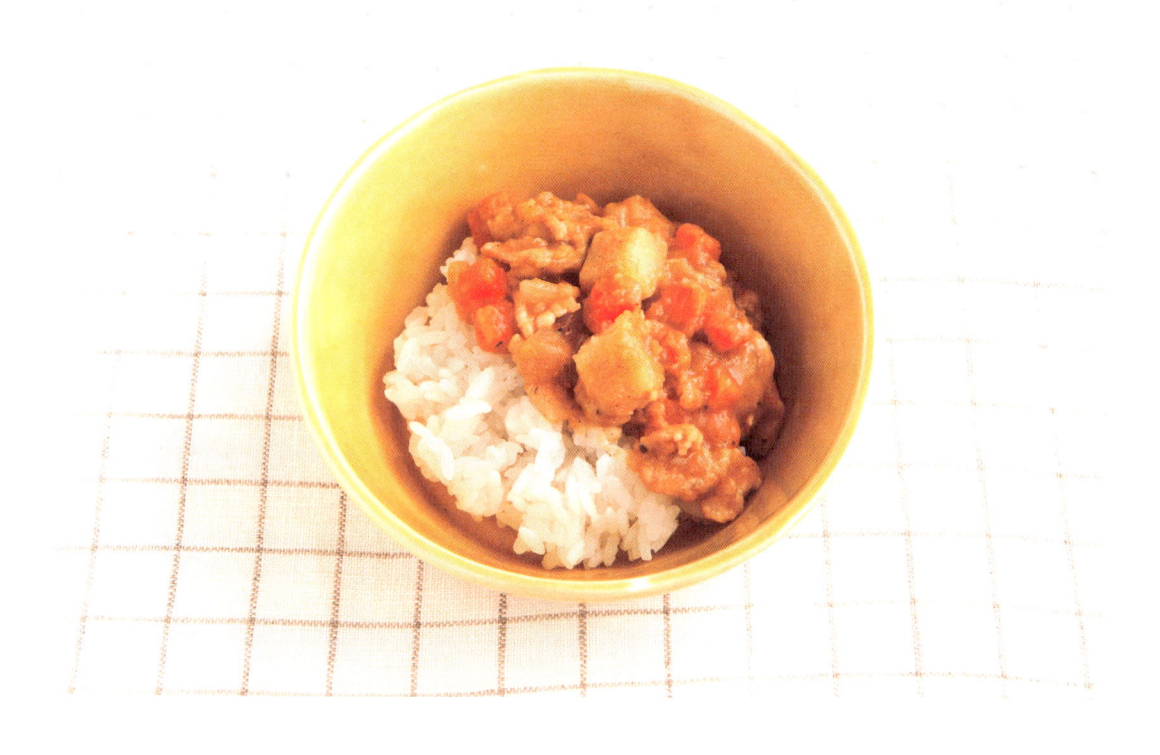

キッズカレー

スパイスの香りはしぜんに食欲がそそられるもの。幼児用で辛み控えめですが、風味のよいカレー。

材料（おとな2人＋子ども2人分）
ごはん…適量　豚こま切れ肉…200g
にんじん…100g　玉ねぎ…180g
じゃがいも…300g
にんにく、しょうが（各みじん切り）…各小さじ1
サラダ油…大さじ1
バター…大さじ4（50g）
小麦粉…大さじ6（50g）
カレー粉、塩…各小さじ1
こしょう…少々　水…800ml
Ⓐ　ウスターソース、しょうゆ、さとう
　　　…各小さじ1
　　ケチャップ…大さじ1
牛乳…大さじ1〜2

つくり方
❶にんじんと玉ねぎは1cm、じゃがいもは1.5cmのさいの目切りにする。
❷鍋にサラダ油とバター、にんにく、しょうがを入れて、香りが出るまで炒める。玉ねぎを入れて炒め、油がなじんだら、肉、にんじんを加えて炒める。
❸小麦粉とカレー粉を加え、鍋底をこそげるようにしながらよく炒める。
❹水と塩、こしょうを加えてよくまぜ、煮立たせる。
❺じゃがいもとⒶを加え、野菜に火を通す。
❻子ども用は⅓量を小鍋にとりわけ、牛乳をたしてあたためる。
＊おとな用にはカレー粉（小さじ2）、塩（小さじ½）、ガラムマサラ（適量）などをたすと風味が増す。
＊子ども（3〜5歳）1人分のごはんの量は100〜130g。

夏バテ

ヴィシソワーズ （写真右）

クリーミーでのどごしのよいスープ。冷たくしてどうぞ。

材料（おとな2人＋子ども2人分）
じゃがいも…200g　玉ねぎ…100g（½個）
野菜スープ（P13参照）…300ml　牛乳…200ml
生クリーム…50ml　塩…小さじ½

つくり方
❶玉ねぎ、じゃがいもは薄切りにする。
❷鍋に❶とスープを入れて、やわらかくなるまで煮る。
❸❷をフードプロセッサー、またはミキサーにかけてなめらかになるまで撹拌する。冷蔵庫で冷やす。
❹食べる前に、❸に冷たい牛乳と生クリームをまぜて、塩で味をととのえる。

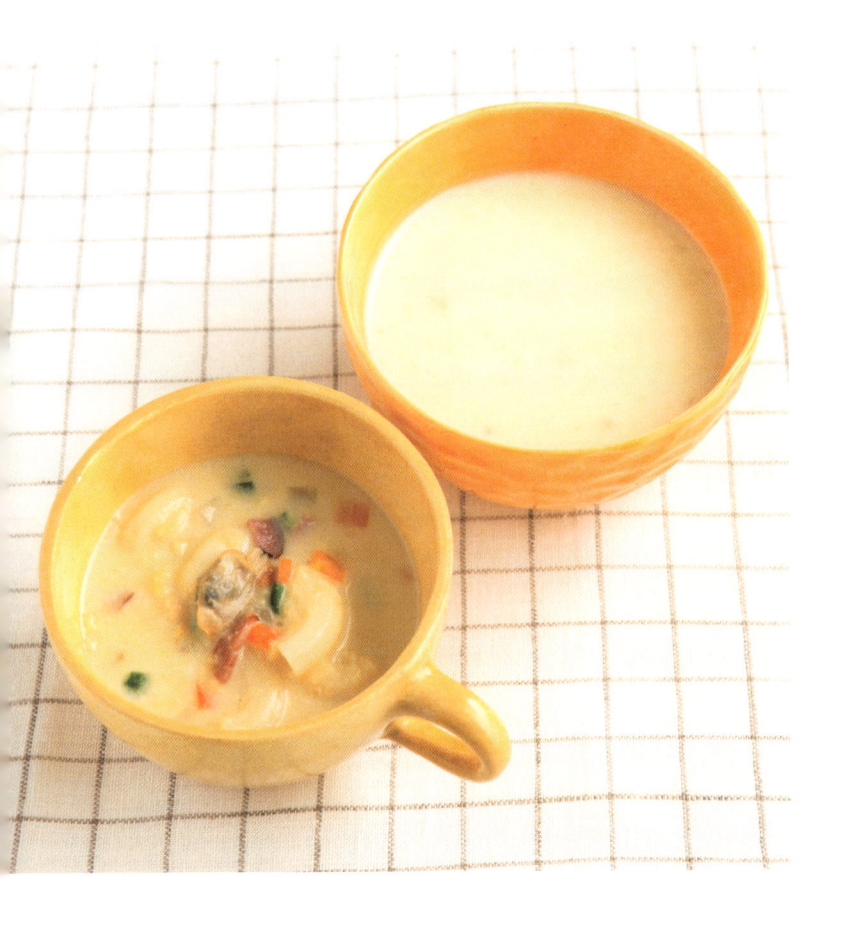

あさりのスープ （写真左）

あさりには、カルシウムや亜鉛など、ミネラルがたっぷり含まれています。クリームコーン缶で、ほどよいとろみがつき、マカロニも入ったスープ。

材料（おとな2人＋子ども2人分）
あさり缶…1缶（固形量80g）
ベーコン…2枚
にんじん…70g　玉ねぎ…100g
ピーマン…1個
マカロニ…50〜60g
クリームコーン缶…小1缶（190g）
牛乳…200ml
野菜スープ（P13参照・あさり缶の水分をたして）…400ml
サラダ油…大さじ½
バター…大さじ1
塩…小さじ⅓　こしょう…少々

つくり方
❶ベーコンは1cm幅に、にんじんはいちょう切り、玉ねぎ、ピーマンは1cmの角切りにする。
❷鍋にサラダ油を熱し、ベーコンと玉ねぎを炒めて塩、こしょうする。
❸❷にスープを加え、そのほかの野菜、乾燥のままのマカロニ、あさりを入れて、煮立ったら弱火にする。マカロニがやわらかくなったら、クリームコーンと牛乳、バターを加えてひと煮立ちさせ、味をととのえる。
＊生のあさりを使う場合は、貝殻をはずす。身が大きいときは、食べやすい大きさに切る。

夏野菜のみそ汁 （写真右）

夏バテには、太陽の恵みの夏野菜を
たっぷり食卓へ。たとえば、前夜のうちに
野菜をきざんで冷蔵庫に入れておけば、
朝から具だくさんのみそ汁がいただけます。

材料（おとな2人＋子ども2人分）
豚赤身ひき肉 … 100g　キャベツ … 100g
にんじん … 70g（1/3本）　かぼちゃ … 100g
さやいんげん … 5〜6本
しょうが（みじん切り）… 小さじ1
油揚げ（油ぬきする）… 1/4枚
だし（P12参照）… 700ml
みそ … 大さじ3　サラダ油 … 少々

つくり方
❶キャベツはざく切り、にんじんとかぼちゃ
は1cmのさいの目切り（いちょう切りでもよ
い）。さやいんげんと油揚げは2〜3cm長さ
の細切りにする。
❷鍋にサラダ油を熱し、しょうがとひき肉を
炒める。肉の色が変わったら、だしと野菜
を加える。
❸野菜がやわらかくなったら、油揚げとみそ
を入れる。

具だくさんのそうめん （写真左）

そうめんに、たくさんの具材をのせて、
栄養のバランスよく。
ビタミン B₁ が豊富なナッツ類で食感も新鮮。

材料（おとな2人＋子ども2人分）
そうめん（乾）… 200g　とりむね肉（またはささみ）… 120g
しめじ … 100g　かいわれ菜 … 1パック
しょうゆ、みりん … 各25ml
ナッツ類（ローストアーモンド、炒りごま、松の実など）
　… 適量
Ⓐとりのゆで汁 … 50ml　オリーブオイル … 大さじ1
　梅干し … 2個

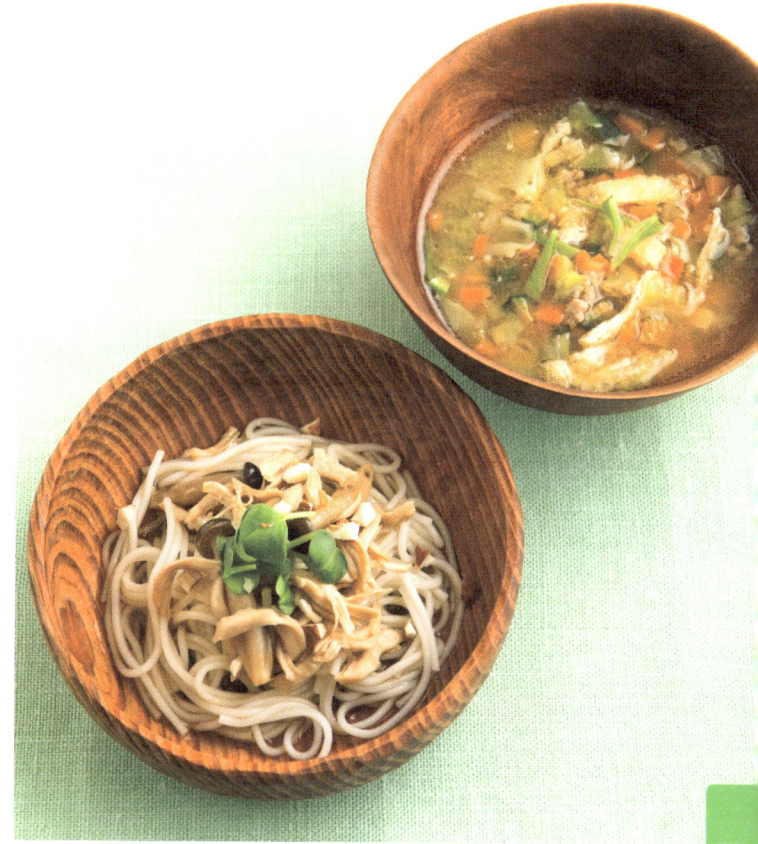

つくり方
❶とりむね肉は、ひたひたの水で蒸し煮にして、粗熱がと
れたら細くさいておく。ゆで汁は50ml残しておく。
❷そうめんは、子ども用（80g）には長さを半分に折り、
おとなの分はそのままで、それぞれゆでて流水で洗う。
❸しめじは石づきをとり、小房にわける。かいわれ菜は根
を切り落として洗い、半分の長さに切る。梅干しは種を
のぞいて、果肉を細かくきざむ。
❹鍋にしめじ、しょうゆ、みりんを入れて炒りつけ、しめじが
しんなりしたところに❶とⒶを加え、さっとまぜて火を止め、
冷ましておく。
❺器に❷を入れて❹をのせ、砕いたナッツ類（アーモンド）
を散らし、かいわれ菜を盛りつける。
＊梅干しは塩分や大きさによって加減する。

めかじきの梅じょうゆ焼き

梅干しのクエン酸が、夏の疲れをとってくれます。

材料（おとな2人＋子ども2人分）
めかじき…3切れ　梅干し…1〜2個
Ⓐ 酒…大さじ1½　しょうゆ…小さじ1
　 みりん…大さじ1½　水…大さじ3〜4
サラダ油…少々

つくり方
❶ 梅干しは、種をとりのぞいて果肉をきざむ。
❷ フライパンにサラダ油を熱し、めかじきの表面をさっと焼く。
❸ ❷に❶とⒶを入れ、ふたをして弱火で3分ほど蒸し焼きにし、たれをからめる。
＊好みで青みをそえる。

水晶豆腐

つるんとした口あたりと、見た目にも涼やかなひと品。ごま風味のたれで、食欲もアップ。

材料（おとな2人＋子ども2人分）
絹ごし豆腐…1丁
片栗粉…適量
たれ
　しょうゆ…小さじ1　すりごま…大さじ3
　だし汁（P12参照）…大さじ3　ごま油…少々

つくり方
❶ 水きりした豆腐を2〜3cm角に切る。
❷ 表面に片栗粉をつけて、煮立った湯に入れる。
❸ 浮いてきたら冷水にとり、水けをきる。
❹ たれの材料をまぜて器に流し、❸を盛る。

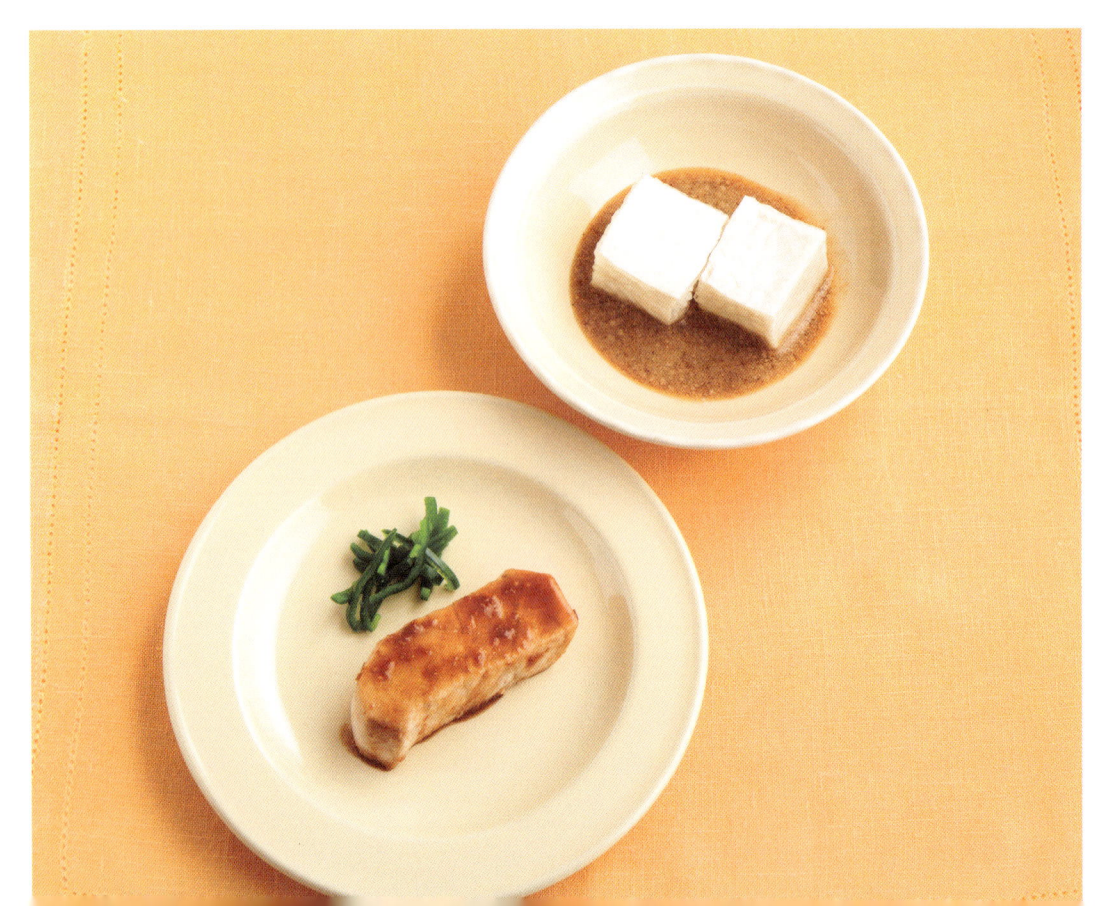

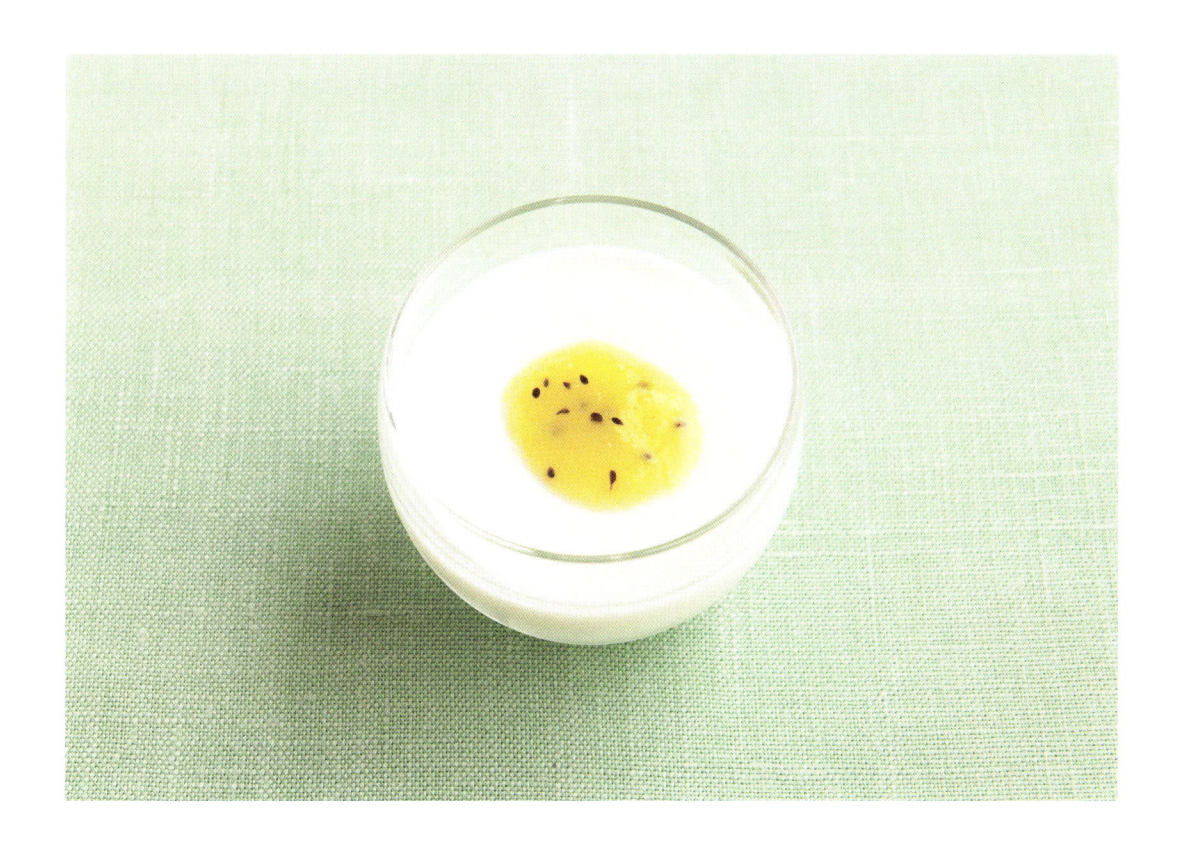

ヨーグルトゼリー

さっぱりとしたヨーグルトは、のどごしもよく、元気が出ます。
好みのフルーツをソースにして。

材料（つくりやすい分量）
プレーンヨーグルト…400g　牛乳…200ml　さとう…100g
粉ゼラチン（ふり入れタイプ）…10g　キウイフルーツ…1個

つくり方
❶ 50〜60℃にあたためた牛乳に、ゼラチンをふり入れてまぜとかし、さとうも加えてまぜる。
❷ ボウルにヨーグルトを入れて、泡立て器でなめらかになるまでまぜながら、❶を少しずつ加える。
❸ 水でぬらした型に❷を流し入れ、冷やしかためる。
❹ キウイをつぶしてソースをつくり、表面にかける。
＊粉ゼラチンはメーカーの表示を参考にし、やわらかめのゼリーができる量を使う。

夏バテ

ママが綴る「子どもの成長記録」より

● 食欲が落ちてあまり食べない日が2〜3日続くと、体調に変化が出る。食欲と体調が直結していると感じる。

（S.H.　1歳9カ月）

暑いときの朝ごはん＆注意点

人間は、夜の「休息モード」と昼の「活動モード」をくり返して生活しています。朝はその切り替えのとき。しかも脳は、睡眠中も呼吸や血液循環などを管理して、エネルギー不足です。朝の光の中、食卓に並ぶおいしそうな朝ごはん……。
「食べる」ことは、栄養やエネルギーの補給だけでなく、ほどよい刺激を与えて脳のスイッチをオンにします。夏こそ朝ごはんをしっかり食べて、元気をキープ。

◎ 朝食を短時間でつくるためのこつ

1 前日に下ごしらえ

- 野菜（にんじん、じゃがいも、キャベツなど）を洗ったり、きざんだりする。
- おきてすぐにとりかかれるように、台所はきちんと片づけておく。

2 素材缶を上手に使う

- 豆類、ひじきの素材缶で → 野菜スープの具として、そのまま入れる。
  白いんげん豆や金時豆は、牛乳やスープといっしょにミキサー（またはフードプロセッサー）にかけて、かんたんポタージュに。
- ツナ、さけ、あさり缶で → オムレツ、ソテー、サラダ、スープなどに。

◎ 食事づくりの注意点

暑い時期は、食中毒のおこりやすいとき。調理の際の衛生に心配りを。

- 調理の前や途中で、生の肉や魚を扱ったあとは、必ず石けんで手を洗う。
- 「野菜」と「肉・魚」のまな板は区別する。
- 包丁、まな板は、熱湯消毒や日光消毒を心がける。
- 和えものは食べる直前に和える。
- でき上がった料理や残りものは、室温で長く放置せず、冷めたら冷蔵庫に保存し、食べるときは必ず再加熱する。

◎脱水症

　脱水状態とは、水分の摂取量よりも、水分を失う量の方が多くなってしまうことをいいます。体を循環している体液が失われるため、ひどくなると血圧が低下し、命にかかわることがあります。子どもの体は水分が失われやすく、また高齢者は水分の予備が少ないため、脱水状態になりやすいといわれています。

　脱水状態になりやすいのは、嘔吐、下痢、発熱による発汗、そして熱中症です。嘔吐や下痢がおこる病気といえば、感染性胃腸炎です。胃腸炎にかかり嘔吐や下痢が激しいと、胃液や腸液に含まれている水分が多量に失われます。また、病気にかかって発熱すると、不感蒸泄（汗以外に体から蒸散する水分）と発汗が増え、脱水状態になることがあります。発熱すると「体をあたため、汗をかかせて熱を下げる」という間違った処置をする人がいるようです。病気が治って熱が下がるときには体から自然に汗が出るので、発熱中に汗をかかせるのは脱水状態に拍車をかけてしまうばかりか、さらに熱を上げることになります。

◎熱中症

　熱中症になると、脱水状態をひきおこします。熱中症は、高温環境で体温のバランスがとれなくなった状態です。暑い日に外ですごしたお子さんが、夜室内で発熱するのは熱中症ではありません。熱中症によりひきおこされる症状にはいろいろありますが、炎天下などでの活動で大量に汗をかき、水分の補給が追いつかないと脱水状態になります。また熱中症で体温が高くなると、意識がなくなり命の危険性も伴い、病気のときの発熱とは異なります。水分の補給も大切ですが、未然に防ぐには、高温環境での活動をできるだけ避けることです。

　脱水状態は水分の不足のみならず、塩分などの電解質も失われます。このようになると、水だけ補給しても脱水状態は改善されません。そのため、脱水状態の改善には経口補水液（P23参照）が適しています。

注意したい
脱水症・熱中症

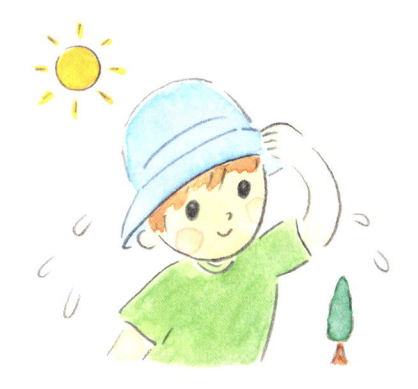

買いものに行かれないときの献立

子どもの具合がわるいと、なかなか買いものには出られないもの。
そんなとき、家にある食材でもこれくらいはつくれる…という2例を紹介します。
ストックしやすい肉類（P61参照）じゃがいも、にんじん、玉ねぎ、
日もちする乾物や缶づめなどから考えた献立です。

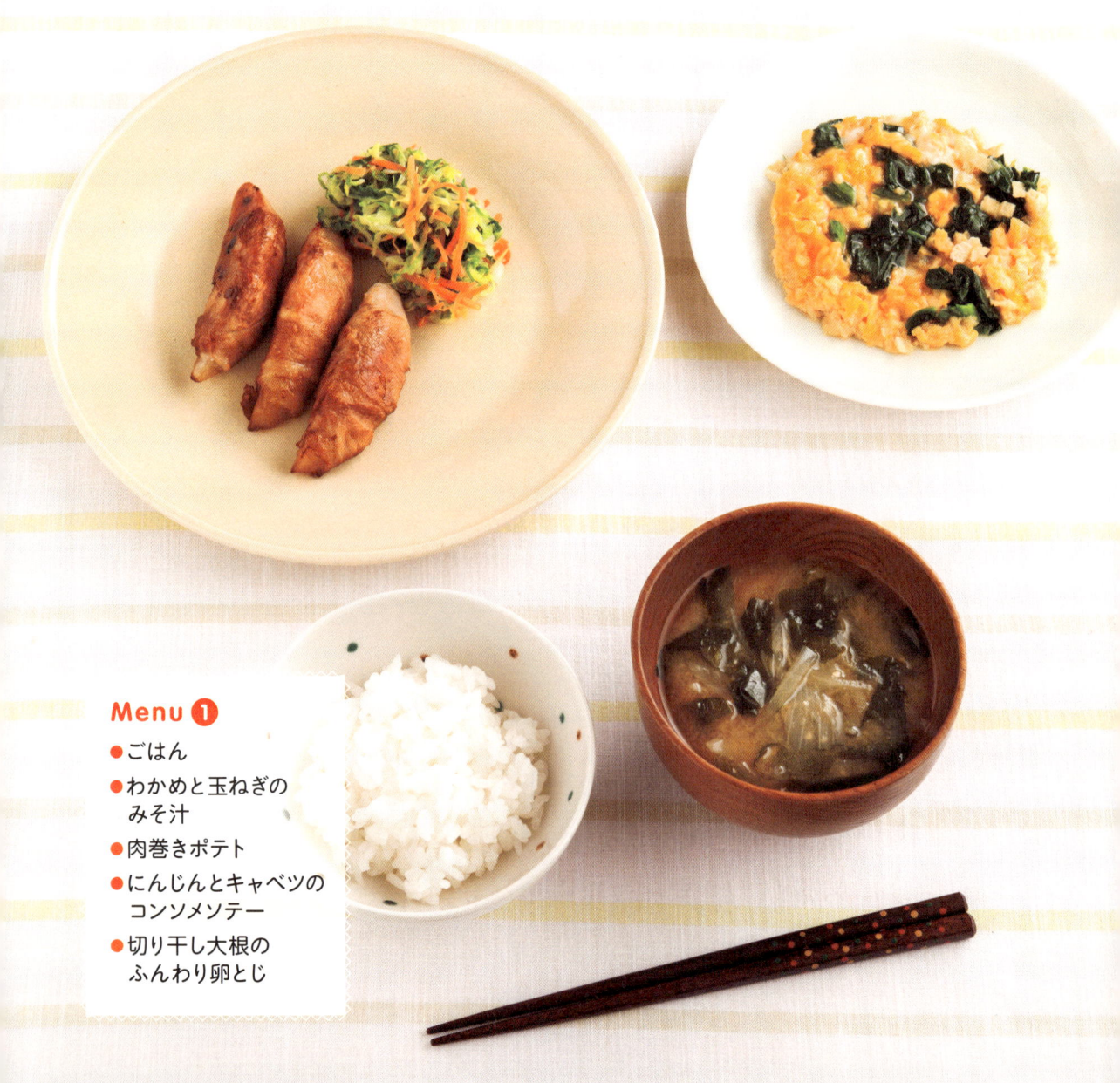

Menu ①
- ごはん
- わかめと玉ねぎのみそ汁
- 肉巻きポテト
- にんじんとキャベツのコンソメソテー
- 切り干し大根のふんわり卵とじ

材料とつくり方　（分量はすべておとな２人＋子ども２人分）

わかめと玉ねぎのみそ汁

乾燥わかめはひと口大にカットされ、もどすだけで使えるので手軽。また、塩蔵わかめは、肉厚で歯ごたえがあり、冷蔵庫なら半年ほどもちます。塩を洗い流してたっぷりの水に５分ほどつけてもどし、水けをふきとってから使います。卵焼きや煮ものなどにも。

材料
カットわかめ（乾燥）…５g　玉ねぎ…100g
だし（P12参照）…500㎖　みそ…50g

つくり方
❶わかめは水につけてもどし、水をきる。
❷玉ねぎは２㎝長さの薄切りにする。
❸鍋にだしと❷を入れ、火を通す。❶とみそを入れて味をととのえ、ひと煮立ちさせる。

にんじんとキャベツのコンソメソテー

キャベツは細切りにして火を通すと、驚くほど少量になり、生のせん切りよりも子どもには食べやすいので、たっぷり食べられます。子どもがぐずるときは、スライサーで手早く。ピーマンやきのこをまぜてもよいでしょう。

材料
にんじん…30g　キャベツ…150g
スープの素（粉末）…小さじ½　バター…大さじ１

つくり方
❶にんじんとキャベツは、３㎝長さのせん切りにする。
❷鍋にバターを入れて火をつけ、にんじんを炒める。バターがなじんだらキャベツも入れて中火の強で炒める。
❸❷に火が通ったらスープの素をパラパラと入れて、ひとまぜする。

肉巻きポテト

少なめの肉でもボリュームが出るひと品。蒸し焼きする時間を短くしたい場合は、じゃがいもをかためにゆでてから使っても。ただし、ゆですぎると肉が巻きにくくなるので注意します。

材料
豚肉の薄切り…200g　塩…少々　こしょう…少々
じゃがいも…200g（中２個）　酒…大さじ１
しょうゆ…大さじ１　水…大さじ２　サラダ油…大さじ１

つくり方
❶じゃがいもは８等分のくし切りにする。豚肉は適宜切って塩、こしょうをする。
❷じゃがいものまわりに、豚肉をくるくると巻きつける。
❸フライパンにサラダ油を熱し、❷の巻き終わりを下にして並べる。返しながら肉の表面をきつね色に焼きつける。
❹❸に酒としょうゆ、水を入れ、ふたをして弱火で蒸し焼きにして６〜７分、じゃがいもに火が通ればできあがり。

＊じゃがいものほかに、かぼちゃや玉ねぎ、青菜などでつくってもよい。

切り干し大根のふんわり卵とじ

切り干し大根は、比較的短時間でもどせる乾物なので、手早い料理向き。細切り、割り干し、輪切りなど、それぞれそろえておくと、煮もの、漬けもの、サラダと料理のバリエーションも広がります。

材料
切り干し大根（細切り・乾）…15g　油揚げ…１枚
ほうれん草…50g　卵…２個
だし（P12参照）…200㎖　しょうゆ…小さじ２

つくり方
❶切り干し大根は、ひたひたの水に数分つけてもどす。水けをしぼり、１㎝長さに切る。
❷油揚げは、ペーパーで包んで油を押さえ、５㎜角に切る。
❸ほうれん草は、１㎝長さに切ってゆでる。
❹鍋にだしとしょうゆ、❶、❷を入れてひと煮立ちしたら、❸を加える。
❺とき卵を流し入れて火を通す。煮すぎないようにふんわりと仕上げる。

＊油揚げとほうれん草は、冷凍保存できます。

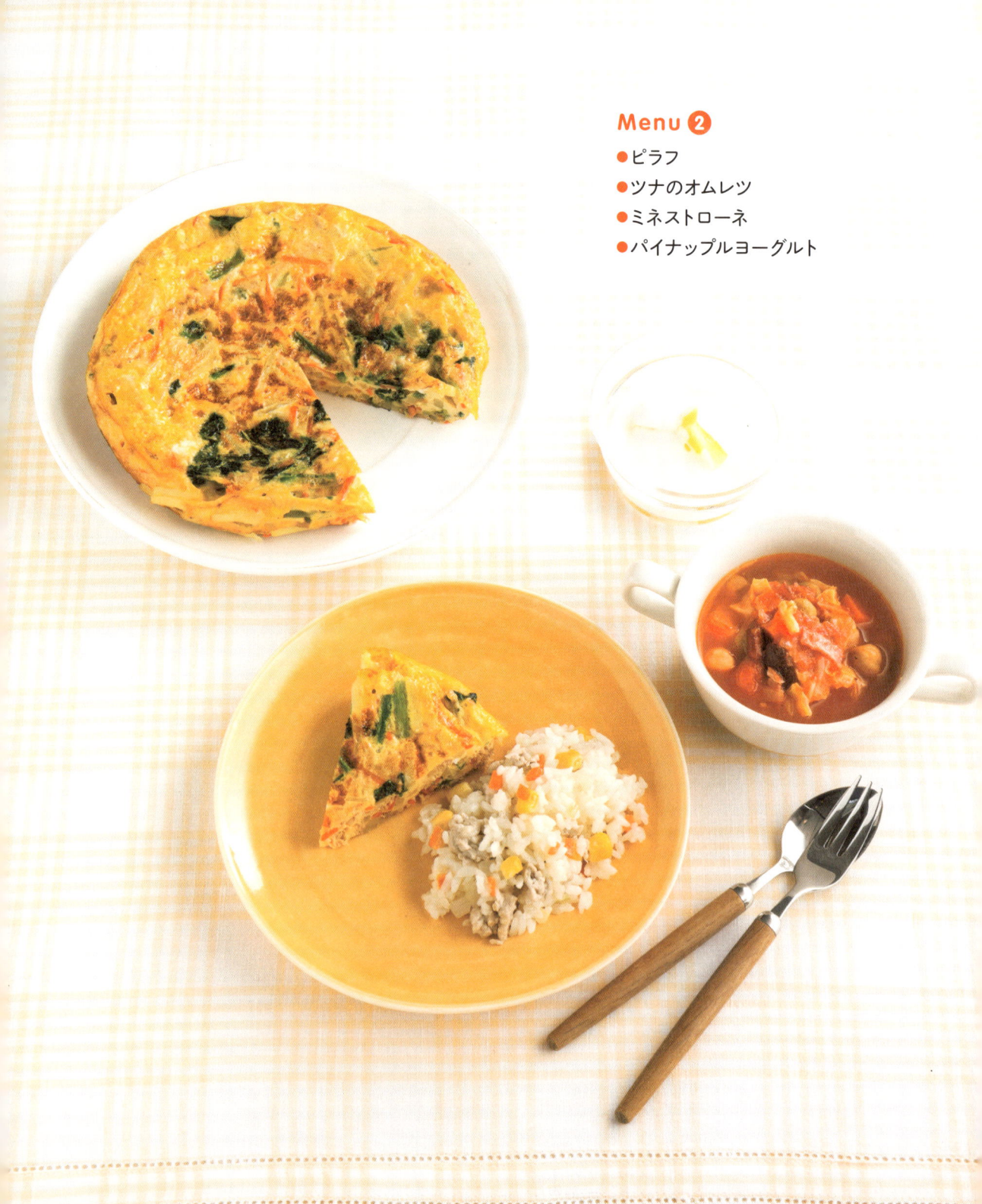

Menu ❷
- ピラフ
- ツナのオムレツ
- ミネストローネ
- パイナップルヨーグルト

材料とつくり方　（分量はすべておとな2人＋子ども2人分）

ピラフ

家にある野菜や缶づめなどを組み合わせて。

材料

米 … 2カップ　水（米の2割増し）… 480㎖
豚薄切り肉 … 200g　玉ねぎ … 100g　にんじん … 50g
コーン缶 … 60g（小⅓缶）　塩 … 小さじ⅔
こしょう … 少々　スープの素（粉末）… 小さじ2
サラダ油 … 大さじ1　バター … 大さじ1

つくり方

❶米は洗ってざるに上げておく。豚肉、玉ねぎ、にんじんはコーンの大きさにそろえて切る。
❷厚手の鍋に油と玉ねぎと肉を入れて炒める。肉の色が変わったらにんじん、コーン、米を加え油をなじませ、スープの素と塩、こしょう、水を入れる。
❸❷を弱火にかけてふたをし、15分ほどで火を止め、そのまま20分ほど蒸らす。バターを入れ、しゃもじでさっくりまぜる。

ツナのオムレツ

卵をかきまぜすぎないことが、ふんわりつくるこつ。

材料

卵 … 3個　じゃがいも … 100g　にんじん … 40g
ほうれん草 … 50g　ツナ缶 … 小1缶（70g）
牛乳 … 50㎖　塩 … 小さじ⅔　こしょう … 少々
サラダ油 … 大さじ1

つくり方（直径18㎝のフライパン）

❶卵はときほぐして塩、こしょう、牛乳をまぜておく。
❷じゃがいもとにんじんは皮をむいて3㎜角で長さ3㎝の細切り、ほうれん草はゆでて2～3㎝長さに切る。
❸フライパンに油とじゃがいも、にんじんを入れて炒め、火が通ったらほうれん草と汁けをきったツナを加え、かるく塩、こしょう（各分量外）する。
❹❶を流し入れ、ふたをして弱火で蒸し焼きにする。ふたを開け、平らなお皿をかぶせてフライパンをひっくり返し、そのまま滑らせるようにフライパンにもどし、焼けていない面を焼く。

ミネストローネ

材料がないときは、家庭にある野菜で。
そのときだけのおいしい発見があるかもしれません。

材料

ベーコン … 30g　玉ねぎ … 100g　にんじん … 30g
キャベツ … 100g　にんにく … 1かけ
ビーンズ缶（ミックスタイプ）… 1缶（110g）

Ⓐ　トマト水煮缶（カットタイプ）… ½缶（200g）
　　水 … 600㎖　塩 … 小さじ1　こしょう … 少々
　　スープの素（粉末）… 小さじ1　ベイリーフ … 1～2枚

サラダ油 … 大さじ1

つくり方

❶ベーコンは5㎜幅に切る。玉ねぎ、にんじん、キャベツは1㎝の角切り。にんにくは薄切り。
❷鍋に油とにんにく、ベーコンを入れて炒め、香りが出たら玉ねぎ、にんじん、キャベツの順に炒める。
❸❷にⒶを入れてふたをし、中火で煮る。煮立ったら豆を入れて火を弱め、野菜に火が通るまで煮こむ。ベイリーフをとりのぞく。

＊好みで粉チーズをかけてもよい。

パイナップルヨーグルト

缶づめや冷凍フルーツは、ちょっと甘いものがほしいときに大活躍。ヨーグルトを凍らせてフルーツと一緒にフードプロセッサーにかければ、フルーツフローズンヨーグルトにもなります。

材料

パイナップル缶（スライス）… 4～5枚
プレーンヨーグルト … 200g

つくり方

❶パイナップルは8等分にして器に入れる。
❷❶にヨーグルトをかける。

買いものに行かれなくても、
食卓がととのうワザ

「家にある材料だけでは、いつものようにつくれない…」「買いものに行かれなかったから、なにをつくったらいいのか…」など、具合のわるい子どもの食事だけで精一杯なのに、元気な家族の食事のことまで考えると、気持ちは重くなりがちです。そんなとき、少し台所を見まわしてみましょう。本当に、食材がありませんか？ 在庫で持っていた缶づめ、なかなか使えていなかった乾物など、生鮮食品以外のものが、思いのほかあるものです。それらを上手に使って、あせらずに食卓をととのえましょう。

◎乾物や缶づめは、長期保存（1カ月〜数年）できるので、スペースを上手に確保して、ストックを持つと、いざというときに役立つでしょう。

1 乾物使いの達人に！

乾物はひと手間かかる、と思っていませんか？
実は、時短料理の食材です。

♣切ってから乾燥させているので、
包丁を使う手間が少なくてすむものも多い
… 高野豆腐、わかめ、麩、春雨、ゆば、干し野菜

♣もどさずそのまま調理に使えるもの
… 高野豆腐、切り干し大根、カットわかめ、桜えび、じゃこ

♣生で食べるより栄養価が高く、うまみ成分も多い
… 切り干し大根、干ししいたけ、ひじき、きくらげ、干しえび、干し貝柱、煮干し、昆布、干し野菜

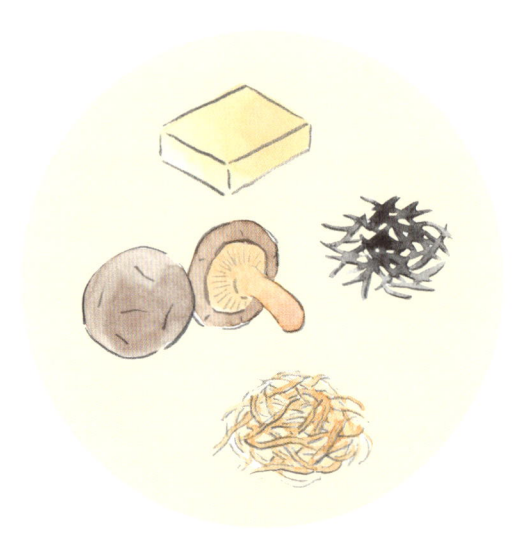

2 素材缶でボリュームアップ、プラス1品も

困ったときの救世主。
1品足りないとき、野菜がほしいときに活躍します。

♣トマト水煮缶 … スープ、煮こみ、パスタなど

♣コーン缶、ホワイトアスパラ缶
　　　　　　　… サラダ、スープ、グラタンなど

♣豆缶 … スープ、サラダ、煮こみ、かき揚げなど

♣ツナ缶 … サラダ、ソテー、酢のものなど

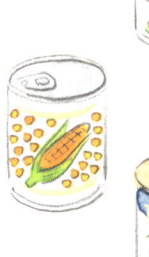

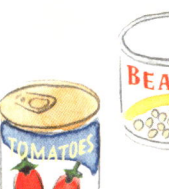

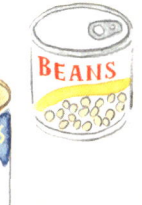

3 いざというときには、フリージングが大助かり

途中まで調理したものを冷凍しておけば、あとは仕上げるだけですみます。
素材のままでも冷凍があると、いつもと変わらないおかずがつくれます。

♣ 主菜に … ひき肉、薄切り豚肉、とりもも肉、
魚の切り身など　＊冷蔵庫に移して解凍

♣ 副菜に、味のこく出しに … 油揚げ、ベーコン、
シュレッドチーズ、じゃこ、たらこなど
＊そのまま調理に使う

♣ 香味野菜 … しょうが・長ねぎの薄切り、みじん切り、
にんにくは皮をむいて、パセリは洗って水けをきって、
青菜は洗って水けをきってざく切り、など。
密閉容器や密閉袋に入れて冷凍保存。
＊そのまま調理に使う

◎庫内でわからなくならないように、容器や袋には品
名と日づけを書き、古いものから使っていきましょう。

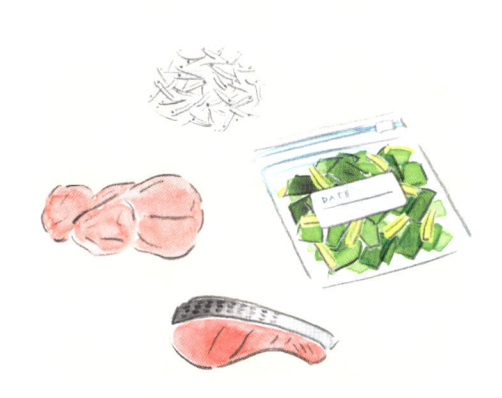

具合のわるい子どもと向き合うとき

● 榎田二三子（保育学）

　病気のときは、子どもにとって特別な日。おとなが特別に、自分に心を向け目を向け、手をかけてくれます。いつもと違う特別な食べものが用意されたり、いつになくゆっくりと遊んでくれたり……。子ども心に「ちょっと具合のわるくなった日はよかった」という思い出をお持ちの方も、おられるのではないでしょうか。

　子どもの具合がわるいときは、「子どもと一緒にゆっくりすごしなさい」と与えられたときです。子どもが静かにすごせるように、一緒にいて安心させることを優先しましょう。

　おとなは、この体の感じは熱があるに違いないとか、この痛みはいつもと違うなと、自分の体調について理解できます。ところが子どもは、体がだるいなど変調を感じても、的確に言葉で表すことができません。それどころか、熱があってもいつも通り遊んでいる場合もあります。泣くほどではなく、子どもからの訴えがなければ、「いつもと違う」と感じるおとなの見立てが、体調変化への対処の手がかりとなりますので、子どものようすには、心を寄せるようにしてください。

　いつも元気な子どもが、具合がわるくて動かなかったり、表情も違ったりすると、親は心配になりますが、まず落ちつきましょう。子どもは周囲の人の気持ちをとてもよく感じとっていますので、おとなが不安に思うと子どもはもっと不安を感じます。洗濯ものが増えるなど、家事がいつも以上の量になることもありますが、少しでも気持ちに余裕を持てるように、省ける家事はあとにまわすなどして、思いきって切り替えましょう。

　1人の子どもの具合がわるいときには、他のきょうだいは自分に手をかけてもらえなくても我慢しています。きょうだいの病気が治り、おとながホッとすると、「待ってました」とばかりにぐずぐずと甘えてきたり、要求が多くなったりすることがあります。そのようなときには、「我慢していたのね、ありがとう」と、ゆとりを持って応じましょう。

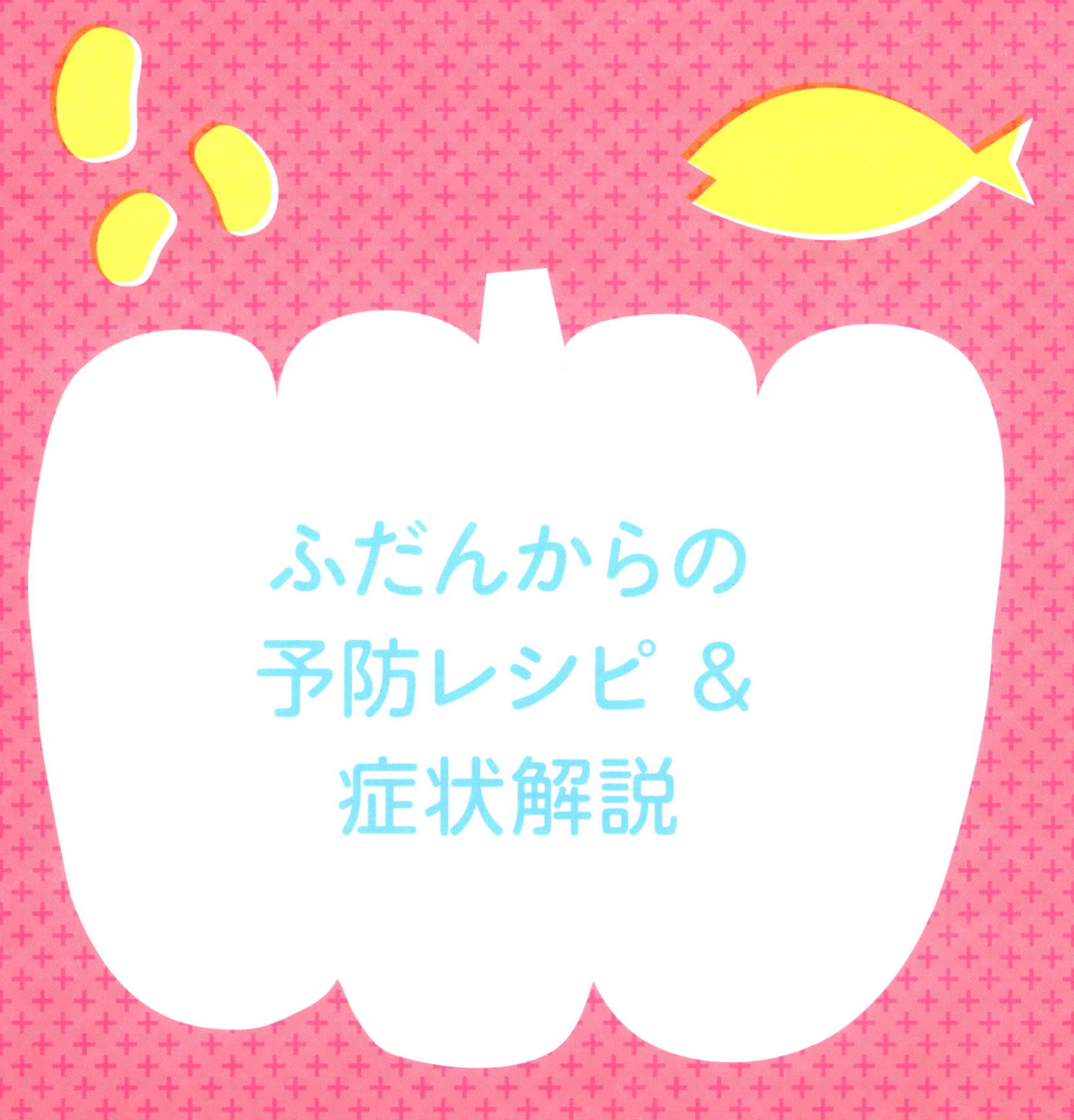

ふだんからの
予防レシピ &
症状解説

いつでも元気に笑顔ですごすには、
やはり具合がわるくならない丈夫な体をつくること。
毎日の食卓が大切です。
家族みんなで食べてください。

風邪予防の習慣をつけて、元気いっぱい

日ごろから、風邪をひきにくい体づくりが大切です。
どんな食事を心がけたらよいでしょう。

原因のほとんどがウイルス

　風邪は、さまざまな病原体による、鼻からのどまでの炎症性疾患のことで、くしゃみ、鼻水、咳、のどの痛みなどが現れる病気の総称です。原因の90％以上は、ウイルス感染。風邪のウイルスは、200種類以上あるので、何度でもかかります。子どもがたびたび風邪をひくと、体の免疫機能が低いのでは、と心配する人もいますが、感染しては免疫がつくられ、丈夫になっていきます。

バランスよく食べること

　風邪ウイルスは空気中に存在するので、風邪をひく環境は誰でも同じ。栄養不足、睡眠不足、疲れなどで抵抗力が落ちると、風邪をひきやすくなります。つまり、体の抵抗力や免疫力があるかないかで、ひく、ひかないの差がうまれるのです。風邪が流行る寒い時期は特に、ビタミンやミネラルが不足しないように、栄養をバランスよくとり、免疫力を高めて体調をととのえるようにしてください。

　そして、睡眠をしっかりとる、生活リズムをととのえる、室内を乾燥させないなどを習慣にして、元気な体をつくりましょう。

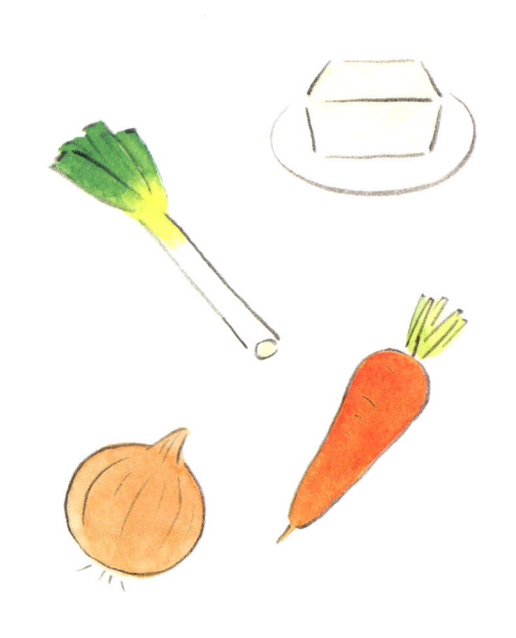

予防効果の上がる栄養と食べ方

1 栄養素と食べもの

[たんぱく質] 肉類、魚類、卵、豆・豆製品など。
[ビタミンA、B、C] → P30参照
[ビタミンE] かぼちゃ、ほうれん草、赤ピーマン、アーモンド、ごまなど
[ミネラル〈亜鉛〉] 赤身の肉、レバー、カキなどの魚介類、大豆、ナッツ類など
[ミネラル〈カリウム・カルシウム〉] → P48、P72参照

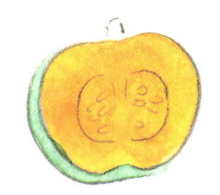

2 あったかメニューで体を冷やさない

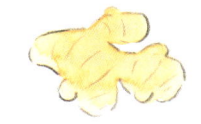

体があたたまると血液循環がよくなり、免疫機能が高まります。
[体をあたためるメニュー] うどん、スープ、おじや、雑炊、鍋料理など
[体をあたためる食材] 長ねぎ、にら、にんにく、玉ねぎ、しょうが、脂肪の多い肉、卵、チーズなど

3 免疫力を高める食べ方

◎ 植物性食品（ビタミン・ミネラル）をしっかり食べる。
◎ 整腸作用のある食品（キャベツ、きのこ類、りんご、ヨーグルト、発酵食品、酢味のもの）を食べる。
◎ よくかんで食べる。
◎ たんぱく質（肉・魚・卵など）を含む食品を毎食食べる。

風邪予防

とりとかぼちゃのクリームコーンスープ

バランスよく野菜が食べられるスープ。たんぱく質（とり肉）も入ると、より免疫力が高まります。
なめらかで甘みのあるクリームコーンで食べやすく。

材料（おとな2人＋子ども2人分）
とりもも肉 … 100g　かぼちゃ … 100g
じゃがいも … 150g　玉ねぎ … 100g
にんじん … 50g　バター … 15g
小麦粉 … 大さじ1
スープの素（粉末）… 小さじ1
水 … 300ml　牛乳 … 100ml
クリームコーン缶 … 小1缶（190g）
塩 … 小さじ½　こしょう … 少々

つくり方
❶ とりもも肉を子どものひと口大に切る。
❷ 玉ねぎは薄切り、にんじん、じゃがいも、かぼちゃは1.5cm角に切る。
❸ 鍋にバターを入れて火をつけ、❶を炒め、肉の色が変わったら玉ねぎを加え、すき通るまで炒める。小麦粉をふり入れて全体をまぜ、水とスープの素を入れる。
❹ にんじんとじゃがいもを入れ、ふたをして5分ほど煮て、かぼちゃを加え、すべての野菜に火を通す。
❺ 牛乳とクリームコーンを入れ、途中こげつかないように時々底から大きくまぜながらひと煮立ちさせる。塩、こしょうで味をととのえる。

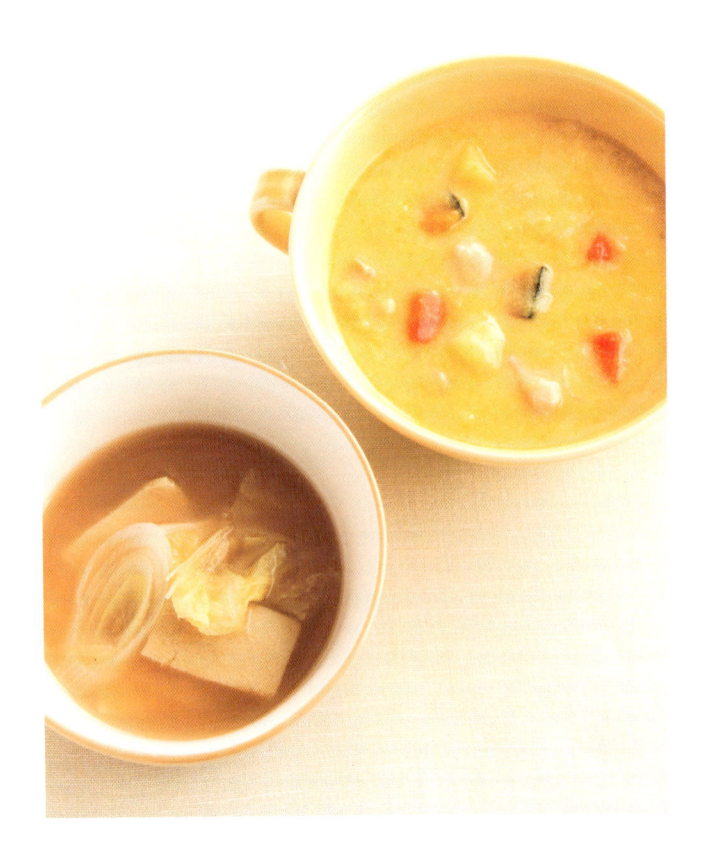

高野豆腐としょうがのみそスープ

体をあたためるしょうがや長ねぎと、
ビタミンCが豊富なはくさいなら、
風邪予防の効果もアップ。
みそに少量の牛乳を加えてまろやかに。

材料（おとな2人＋子ども2人分）
高野豆腐 … 1枚　しょうが … 小1片
長ねぎ … 80g　はくさい … 100g
だし（P12参照）… 500ml
みそ … 50g　牛乳 … 大さじ2

つくり方
❶ 高野豆腐は湯につけてもどし、両手ではさんで水けをしぼり、長さを2等分して、3～5mm厚さに切る。しょうがはせん切り、長ねぎは5mm厚さの斜め切り、はくさいは1×3cmの短冊切りにする。
❷ 鍋にだしとしょうが、長ねぎ、はくさいを入れて煮立てる。煮立ったら高野豆腐を入れる。
❸ みそと牛乳を加え、ひと煮立ちしたら火を止める。

風邪予防

さけのムニエル ねぎソース

さけは、良質なたんぱく質が多く含まれている食材。カルシウムやビタミンA、B、Dなどにも恵まれています。ねぎをたっぷりまぜこんだマヨネーズで。

材料（おとな2人＋子ども2人分）
生さけ…3切れ
塩…少々　しょうが汁…小さじ2
片栗粉…大さじ1½　サラダ油…大さじ1
ねぎソース
　万能ねぎ（小口切り）…大さじ3
　マヨネーズ…大さじ3　レモン汁…小さじ1

つくり方
❶さけに塩をふり、しょうが汁をかけて10分ほどおく。
❷❶の水けをふきとり、片栗粉を薄くまぶす。
❸フライパンにサラダ油を入れて火をつけ、❷を並べて両面を色よく焼く。
❹ねぎとマヨネーズ、レモン汁をまぜて、ねぎソースをつくる。
❺❸を盛りつけ、❹をかける。

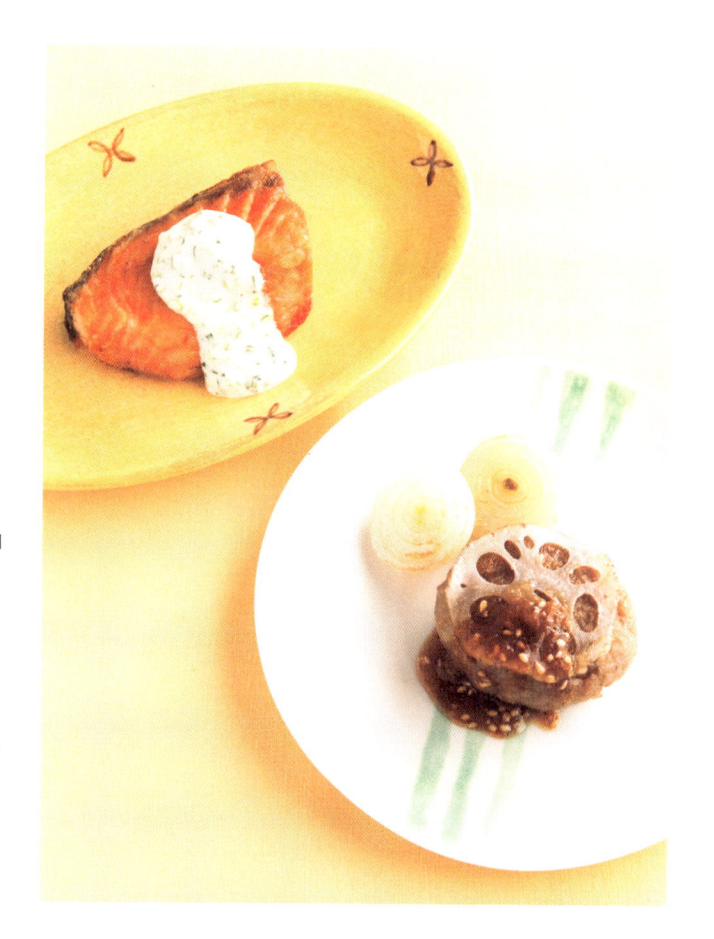

れんこん入りハンバーグ

ビタミンCたっぷりのれんこんは、風邪予防にはぴったりの野菜。
すりおろしたれんこんが、ふわっとやさしい口あたりで、子どもも大好きなおかずです。

材料（おとな2人＋子ども2人分）
Ⓐれんこん…100g　豚ひき肉…200g　塩…小さじ⅓
　卵黄…1個分　片栗粉…小さじ1　おろししょうが…15g
片栗粉…大さじ2
ごま油…大さじ1
玉ねぎのおろしだれ（*材料下記）…適量
つけ合わせ野菜（玉ねぎ、れんこんなど）…適量
*玉ねぎのおろしだれ（1単位）
　玉ねぎすりおろし…100g　炒りごま（白）…大さじ1
　しょうゆ…大さじ1　酢…大さじ1　ごま油…大さじ1
炒りごまを切って、すべての材料を合わせる。

つくり方
❶れんこんは、皮をむいてすりおろす（飾り用に薄切りにして6枚残しておく）。
❷ボウルにⒶを入れてよく練りまぜ、小判型6つに丸める。
❸❷の表面に片栗粉をまぶし、フライパンにごま油を熱して、表面をこんがりと焼き、火を弱めて中まで火を通す。ハンバーグをとり出し、飾り用のれんこんと、つけ合わせの野菜を適宜切って焼く。
❹器に盛りつけ、玉ねぎのおろしだれをかける。

かぼちゃのニョッキ

体をあたためるカロテンを多く含み、免疫力を向上させるかぼちゃ。
食材はシンプルでも、栄養はたっぷり練りこまれたニョッキです。

材料（おとな2人＋子ども2人分）
かぼちゃ（皮つき種あり）… 450〜500g
強力粉…150g　塩…小さじ 1/3
ゆで湯
　湯… 1L　塩…大さじ 2/3
　オリーブオイル…小さじ1〜2
ブロッコリー…80g
にんにく（みじん切り）…1/2かけ
オリーブオイル…大さじ1
Ⓐ ソース
　牛乳…200ml　生クリーム…100ml
　塩…小さじ 2/3　コーンスターチ…大さじ1
パルメザンチーズ（粉）…適量

つくり方
❶ かぼちゃの皮と種をとり、やわらかく蒸してマッシュする（約300gになる）。
❷ ❶に強力粉と塩を加えて練り、耳たぶくらいのかたさにまとめる。直径2cmの棒状にのばし、1cm幅に切り、指でかるく押して3〜5mm厚さの丸型か小判型に形づくる。
❸ 湯を沸かし、塩とオリーブオイルを加え、❷を入れる。浮き上がったら1〜2分でざるに上げる。
❹ 新しく湯を沸かし、小さめの小房にわけたブロッコリーをゆでる。
❺ フライパンにオリーブオイルとにんにくを入れ、火をつけて炒め、香りが立ったらまぜておいたⒶを加える。煮立ったら鍋底からまぜ、とろみがついたら❸と❹を加えてからめ、器に盛る。好みでチーズをふる。

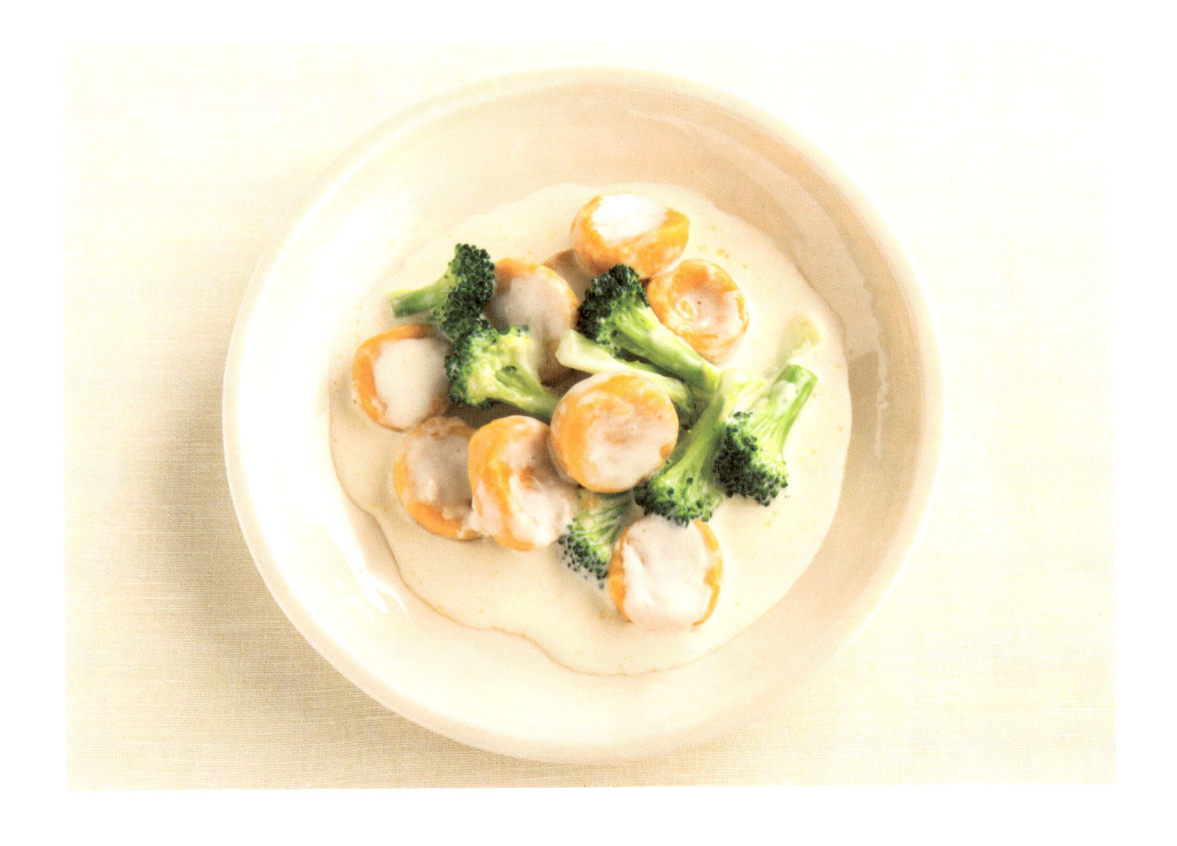

風邪予防

キャベツのミルフィーユ（重ね煮）(写真左)

整腸作用のあるキャベツと、皮膚や粘膜を強くするトマトをたっぷり食べて、抵抗力をつけましょう。

材料
（おとな2人＋子ども2人分・直径26cmフライパン）

キャベツ…500g　玉ねぎ…½個
トマト水煮缶（カットタイプ）
　…1缶（400g、生の場合は5〜6個）
Ⓐとりひき肉…200g　おろしにんにく…1かけ分
　卵…1個　パン粉…大さじ4
　塩…小さじ½　こしょう…少々

Ⓑ水…50ml　トマト水煮缶のジュース…50ml
　スープの素（粉末）…小さじ1　ベイリーフ…1枚
　塩…小さじ¼

つくり方
❶キャベツは1枚ずつはがして、軸の厚い部分はそいで平らにし、そいだ部分はみじん切りにする。玉ねぎはみじん切りにする。
❷ボウルにⒶとキャベツのみじん切り、玉ねぎを入れ、粘りが出るまでまぜ合わせ、3等分する。
❸フライパンに❷の⅓量を薄くのばし、その上にトマト、キャベツの順に重ね、同様に2回くり返す。Ⓑをそそぎ、ふたをして20〜30分、中火の弱で蒸し煮する。
❹汁けが半分くらいになったら火を止め、切りわける。

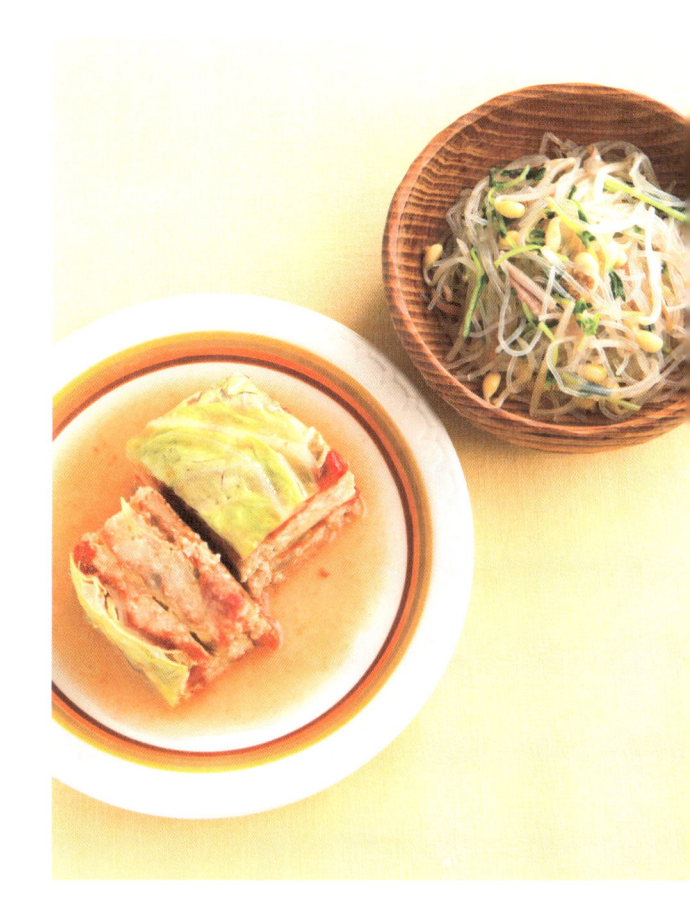

はるさめのサラダ (写真右)

さっぱりと食べやすいはるさめに、野菜を合わせてサラダに。
大豆もやしや豆苗は、ビタミンがたっぷり。健康維持に気軽に使える野菜です。

材料（おとな2人＋子ども2人分）
はるさめ（乾）…35〜40g
ハム…3枚　大豆もやし…60g
豆苗…30g
Ⓐしょうがのみじん切り…小さじ2
　長ねぎのみじん切り…小さじ2
　レモン汁…小さじ2
　しょうゆ…小さじ2　ごま油…小さじ2

つくり方
❶はるさめは食べやすい長さにはさみで切り、熱湯で3〜5分ゆでる。ざるに上げて水けをきり、冷ます。
❷ハムは3cm長さの細切り、大豆もやしは根をとり、3cm長さに切る。豆苗は根本から切りとって3cm長さに切る。もやしと豆苗はさっとゆでて冷水にとり、水けをしぼる。
❸Ⓐをまぜ合わせ、食べる直前に❶と❷を和える。

69

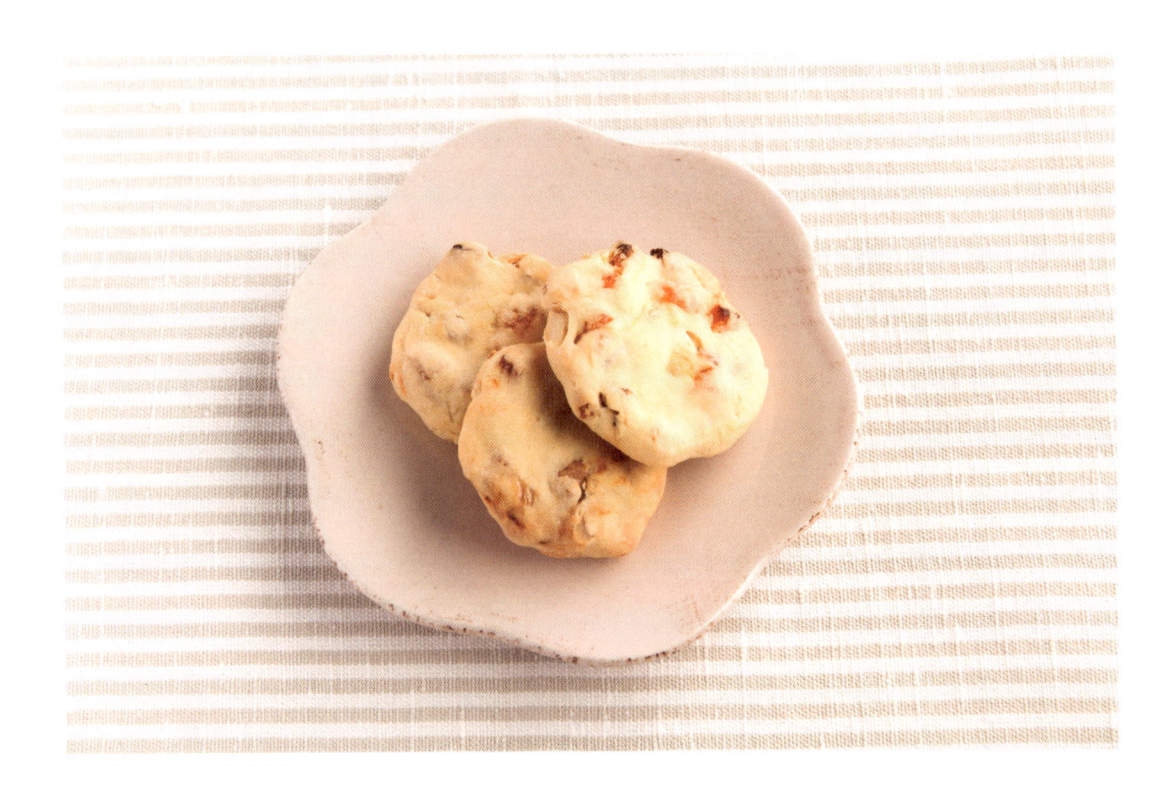

干しあんずのオリーブオイルクッキー

ビタミンを含むあんずとくるみでつくる、おやつクッキー。オリーブオイルでヘルシーに。

材料（20枚分）
薄力粉 … 100g　さとう … 20g　とき卵 … ½個分
塩 … ひとつまみ　オリーブオイル … 大さじ2
干しあんず … 3～4枚　くるみ … 大さじ2

つくり方
❶ 干しあんずはさっと洗って水分をふきとり、粗くきざむ。くるみも粗くきざむ。
❷ ボウルにさとうと卵、塩を入れてよくまぜ、オリーブオイルを加えてさらによくまぜる。
❸ ❷にふるった粉を入れてひとまとめにして、❶を入れて均等にまぜる。生地がゆるい場合は粉を、かたい場合は卵で調節し、手につかない状態にする。
❹ ❸を小さじ2ほどをすくってボール状にし、オーブンシートをしいた天板に並べ、手のひらで押して平らにする。
❺ 180℃のオーブンで15分ほど焼く。

ママが綴る「子どもの成長記録」より

● 風邪予防のうがい、手洗いが定着しつつある。そのためか、病院に行くことなく元気にすごせた。（Y.K.　2歳8カ月　男児）

● 食べムラがある。貧血があるので、鉄分が多そうなものを用意している。少量でも食べてほしい。
（N.K.　1歳　男児）

ふだんの水分補給は、水やお茶で。
イオン飲料は具合のわるいときだけ

　みなさんは、1日にどのぐらいの水分量を必要としているかご存知ですか。体重1kgあたり幼児期で90〜125ml、学童期で50〜90mlといわれています。そのうち約⅓量を食事から、約⅔量を飲みものからとっています。

　水分といっても、炭酸飲料や果汁入り清涼飲料水などは、100mlに約10gものさとうを含みます。具合のわるいときに与えることの多いイオン飲料でも、100mlに6〜7gのさとうが含まれています。市販の野菜ジュースは、飲みやすくするために、食塩やさとう類を添加してあるものも。糖質をとりすぎないため、虫歯予防のためにも、水分は、水やお茶で補給するようにしましょう。

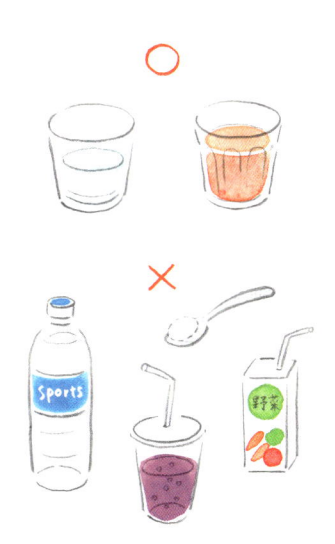

離乳期の赤ちゃんの食事について

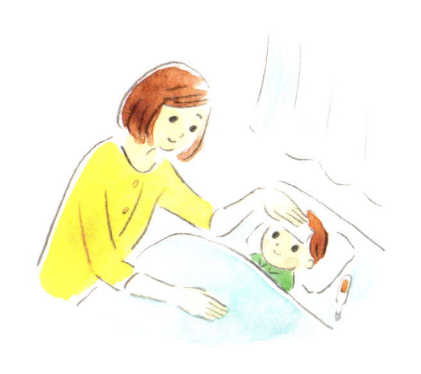

　離乳期の赤ちゃんの具合がわるいときは、いったん離乳食を中断して、母乳またはミルクを飲みたいだけ飲ませます。2〜3日は、水分だけでも大丈夫。母乳もミルクも栄養がありますから、無理じいして食べさせる必要はありません。

　食欲があり、機嫌がよくて食べられる場合は、離乳食の形態を1つ前の段階にもどして与えましょう。量も減らしてようすをみて、徐々に元の量にもどします。元気になったら、形態ももどします。

風邪予防

カルシウムをとって、丈夫な体に！

ぐんぐん成長する子どもの体には、カルシウムが欠かせません。
骨を丈夫にするカルシウムをしっかりとるには──。

意識して食卓にとり入れる

　カルシウムは、おとなも子どもも1日の食事摂取基準量（厚生労働省）に対して摂取量が不足気味の栄養素といわれます。毎日の食事で、意識してとることを心がけましょう。カルシウムを多く含み、私たちが食事にとり入れやすい食べものは、下のグラフの通りです。子どもたちが好きな牛乳は含有量も多く、ほかの食品に比べて吸収されやすいのが特徴です。ただ、牛乳のにおいを嫌がる子には、グラタンやシチューに使ったり、バナナミルクやいちごミルクにするなど工夫してください。また、牛乳以外にも、野菜、豆・豆製品、小魚、海藻、種実などにも多く含まれるので、積極的に食べるとよいでしょう。

カルシウムを多く含み、扱いやすい食材から

単位は（mg）

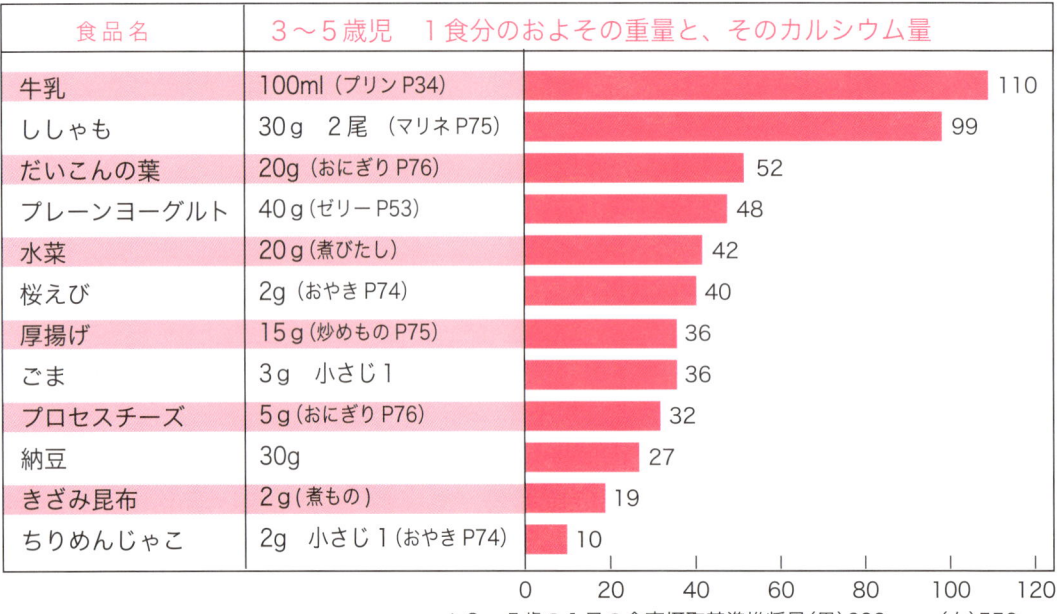

食品名	3～5歳児　1食分のおよその重量と、そのカルシウム量	
牛乳	100ml（プリン P34）	110
ししゃも	30g　2尾（マリネ P75）	99
だいこんの葉	20g（おにぎり P76）	52
プレーンヨーグルト	40g（ゼリー P53）	48
水菜	20g（煮びたし）	42
桜えび	2g（おやき P74）	40
厚揚げ	15g（炒めもの P75）	36
ごま	3g　小さじ1	36
プロセスチーズ	5g（おにぎり P76）	32
納豆	30g	27
きざみ昆布	2g（煮もの）	19
ちりめんじゃこ	2g　小さじ1（おやき P74）	10

＊3～5歳の1日の食事摂取基準推奨量（男）600mg・（女）550mg

いっしょに食べるとよいのは、ビタミンD

　カルシウムの吸収をよくするものはビタミンDです。ビタミンDの摂取不足はカルシウム不足につながります。ビタミンDは小魚や卵黄に多く含まれています。なお、牛乳はカルシウムが豊富な食品ですが、ビタミンDはあまり含まれていません。

　もう1つのビタミンD摂取法は、皮膚による生合成です。皮膚に含まれているコレステロールの一種が、紫外線でビタミンDに変化するのです。近年、紫外線が皮膚に及ぼす悪影響が強調され、日光浴は推奨されなくなりましたが、極端な紫外線防御によるビタミンD不足が懸念されています。顔と手足を週30分ほど日光にあてると、成長に必要なビタミンDが確保できるといわれます。

　一方、吸収をわるくする物質はリンです。リンは「リン酸塩」として多くの食品に含まれていますが、特にソーセージやハムなどの加工食品、清涼飲料水に多いので、これらの食品の過剰摂取には気をつけましょう。

　ただ、吸収を促進するもの、阻害するものと神経質に考えるよりは、いろいろな食品をバランスよくとることの、相互に補い合う効果を大切にしましょう。

カルシウム

カルシウムは、心身の成長に不可決

　体内のカルシウムは99％が骨と歯に含まれていて、残りの1％が血液や筋肉などに分布しています。カルシウムは骨の成長のみならず、出血を止める作用、神経の働き、筋肉運動などにも必要不可欠なものです。成長期にカルシウム不足になると、乳幼児ではくる病（骨が曲がったり変形する。特に下肢は極端なO脚やX脚になり、ひどくなると歩けなくなる場合も）を発症することがあります。学童期になれば骨折しやすくなり、さらにカルシウム不足が長期間続くと、成人では骨粗しょう症になります。また、骨を強くするには、体を動かして骨に負荷をかけることも大切です。

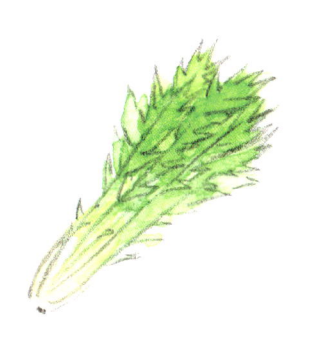

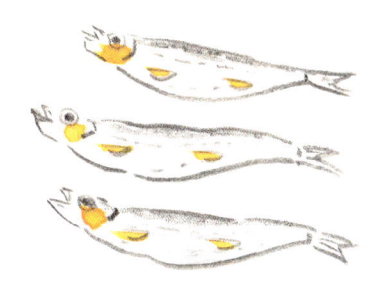

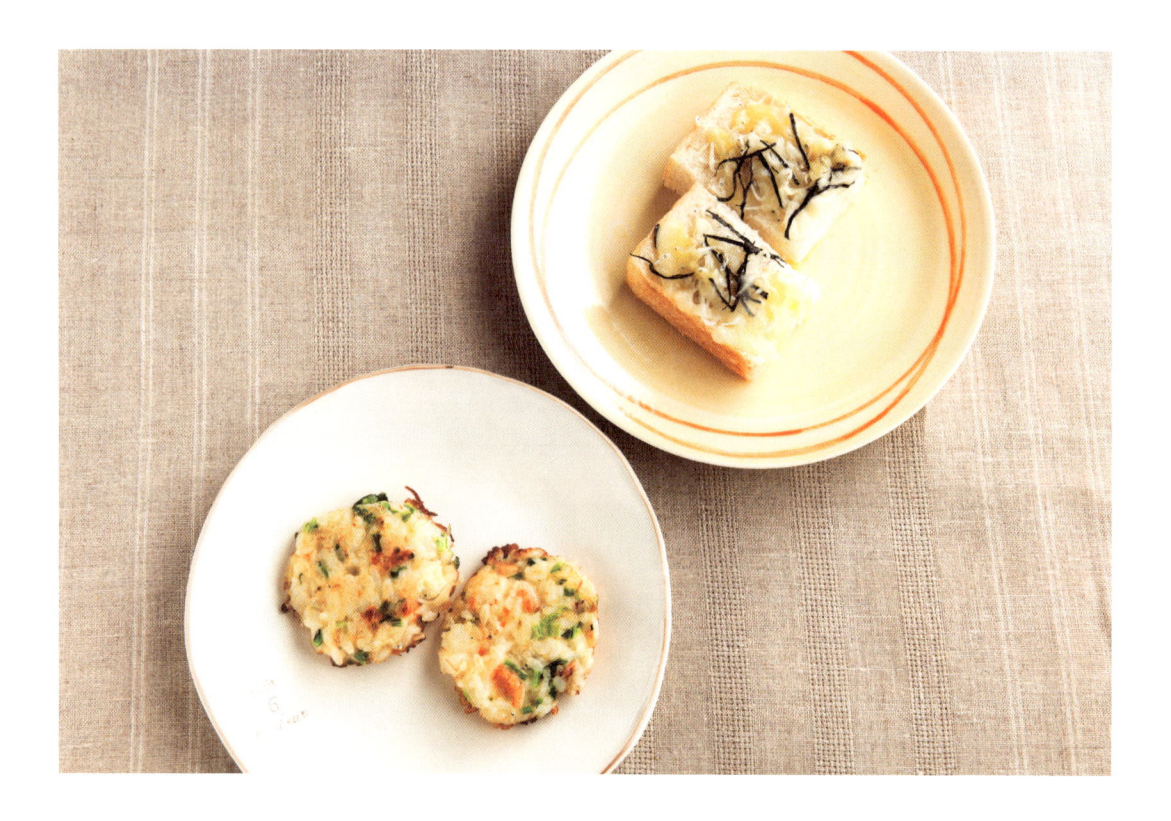

桜えびとじゃこのおやき

桜えび、ちりめんじゃこが香ばしいおやき。
残りごはんでもおいしくできます。

材料（おとな2人＋子ども2人分）
ごはん…300g　桜えび…8g　ちりめんじゃこ…15g
青菜（かぶの葉）…50g　小麦粉…50g
卵…1個　水…50ml　あおのり…少々
サラダ油…大さじ2

つくり方
❶ボウルにごはん、小麦粉、5mm幅にきざんだ青菜、卵、水を入れてよくまぜ、桜えび、ちりめんじゃこ、あおのりを加えてさっとまぜる。
❷フライパンにサラダ油を熱し、❶のたねを直径5cmくらいの円形にして、平らにする。火が通るまで、火加減を調整して両面をこんがりと焼く。
＊おとな用には、ウスターソース、酢じょうゆなどをそえる。

チーズじゃこトースト

カルシウムたっぷりのチーズは、
子どもも大好きです。ちりめんじゃこで
カルシウムと鉄分をプラス。朝食に、おやつに。

材料（おとな2人＋子ども2人分）
食パン…3枚　バター…15g
ちりめんじゃこ（またはしらす干し）…30g
焼きのり（きざみのり）…全形のり1/8枚
ナチュラルチーズ（シュレッドタイプ）…50g

つくり方
❶パンにバターをぬる。
❷❶に、熱湯をかけて水けをきったちりめんじゃこ、焼きのり、チーズの順にのせてこんがり焼き、食べやすい大きさに切りわける。

豚肉と厚揚げのオイスターソース炒め

青菜や厚揚げには、ビタミンDが豊富なきくらげを合わせると、カルシウムが吸収されやすくなります。だいこんの葉やかぶの葉などは、買ってきたらすぐ葉を切り離し、下ゆでしておくと、気軽に使えます。

材料（おとな2人＋子ども2人分）
豚薄切り肉…50g　厚揚げ…1枚
きくらげ（乾）…10g
小松菜（好みの青菜）…200g
しょうゆ…大さじ2
オイスターソース…大さじ1
酒…大さじ1　ごま油…小さじ1

つくり方
❶豚肉は、食べやすい大きさに切る。
❷きくらげはぬるま湯でもどして5㎜幅に、小松菜は2〜3㎝長さに切る。
❸厚揚げは、キッチンペーパーで押さえて油ぬきし、食べやすい大きさに切る（子どもは1㎝の角切りが目安）。
❹鍋にごま油を熱し、豚肉を炒める。肉の色が変わったら、きくらげ、❸を入れて炒める。小松菜を加え、合わせておいた調味料を入れて味をからめる。

ししゃものマリネ

焼きっぱなしではかたいししゃもも、マリネにするとしっとりやわらかく、食べやすくなります。ししゃも同様に食べられるわかさぎや小あじでも。

材料（おとな2人＋子ども2人分）
ししゃも…16尾
小麦粉…適量　揚げ油…適量
Ⓐ野菜スープ（P13）…80〜100㎖
　酢…大さじ½
　しょうゆ…大さじ½
　さとう…大さじ½

玉ねぎ…1個
にんじん…80g
セロリ…⅓本

つくり方
❶玉ねぎは薄切り、にんじん、セロリは2〜3㎝長さの細切りにする。
❷小鍋にⒶを入れてひと煮立ちさせる。
❸ししゃもに薄く小麦粉をつける。160℃の油で、かるく色づく程度にからりと揚げる。
❹❸が熱いうちに容器に入れ、合わせた❶と❷をまわしかけて、味をなじませる。

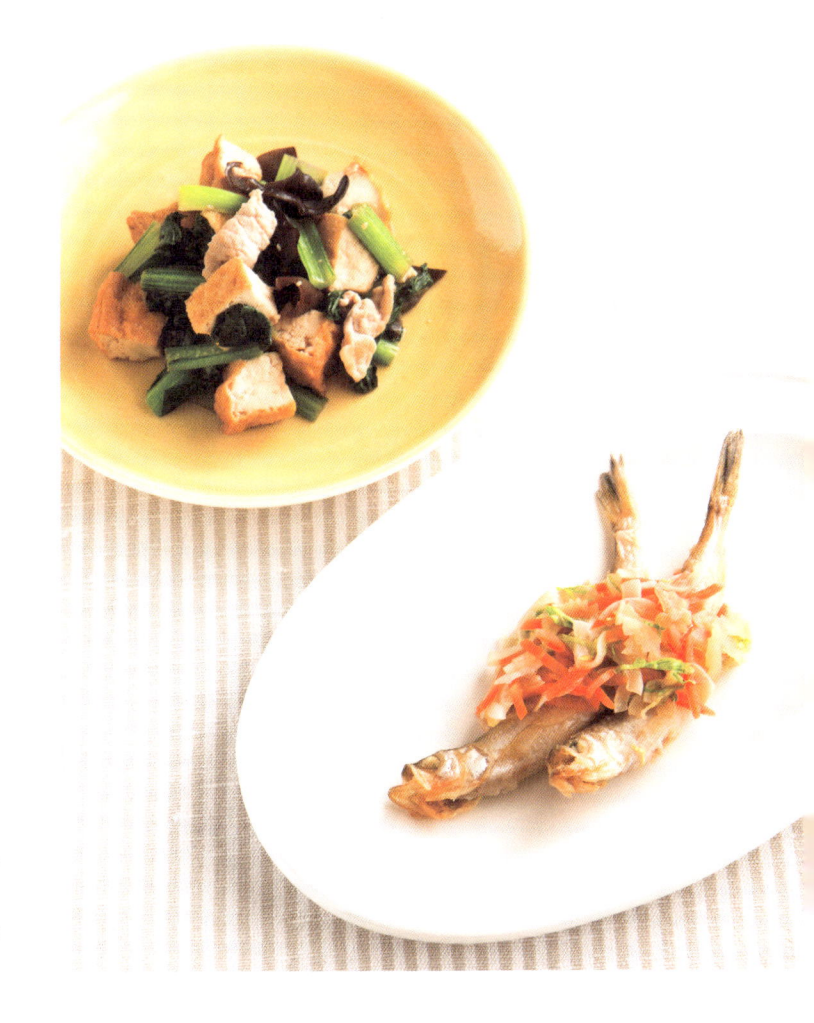

カルシウム

海の香りふりかけ

カルシウム豊富な海の幸でつくるふりかけ。
ほのかな甘みと香ばしさで、ごはんやお弁当に重宝します。

材料（つくりやすい分量）
干しあみ…20g　すりごま…小さじ1　かつおぶし…10g
あおのり…小さじ1　しょうゆ、みりん…各小さじ1

つくり方
❶あおのり以外をすべて小鍋に入れ、弱火で気長に炒る。
❷途中、こげないように上下を何度か返す。ぱらぱらになったら火を止め、あおのりを加えてまぜる。
❸ペーパーに広げて粗熱をとり、ビンなどで保存する。

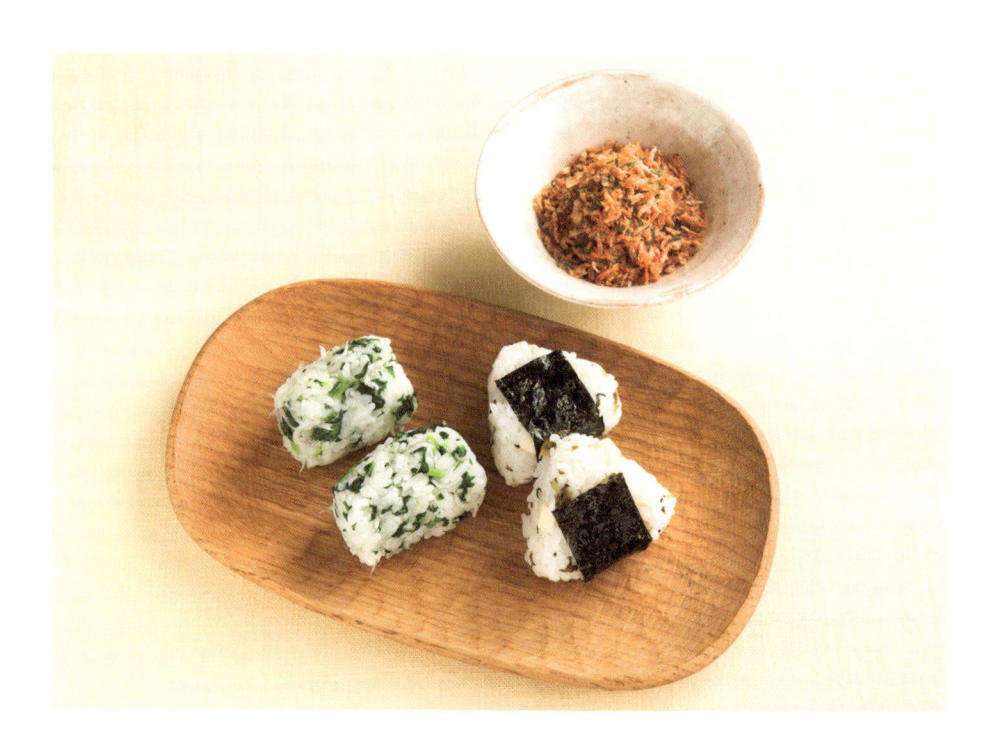

じゃこと青菜のおにぎり

ちりめんじゃこや青菜は、おにぎりの具にもぴったり。
鮮やかな緑に食も進みます。

材料（おとな2人＋子ども2人分）
ごはん…300g　ちりめんじゃこ…15g　青菜（かぶの葉、だいこんの葉など）の塩ゆで…30g

つくり方
❶塩ゆでした青菜は、細かくきざむ。
❷炊き上がったごはんに、熱湯をかけて水けをきったちりめんじゃこ、❶をまぜて、俵型ににぎる。

チーズと高菜のおにぎり

チーズも高菜もカルシウムの多い食べもの。
コロコロに切ったチーズで子どもにも食べやすく。

材料（おとな2人＋子ども2人分）
ごはん…300g　プロセスチーズ…30g
高菜漬け…20g　焼きのり…適量

つくり方
❶高菜漬けは、細かくきざむ。チーズは、5㎜角に切る。
❷炊き上がったごはんに、❶をまぜて、おにぎりにする。焼きのりを巻く。

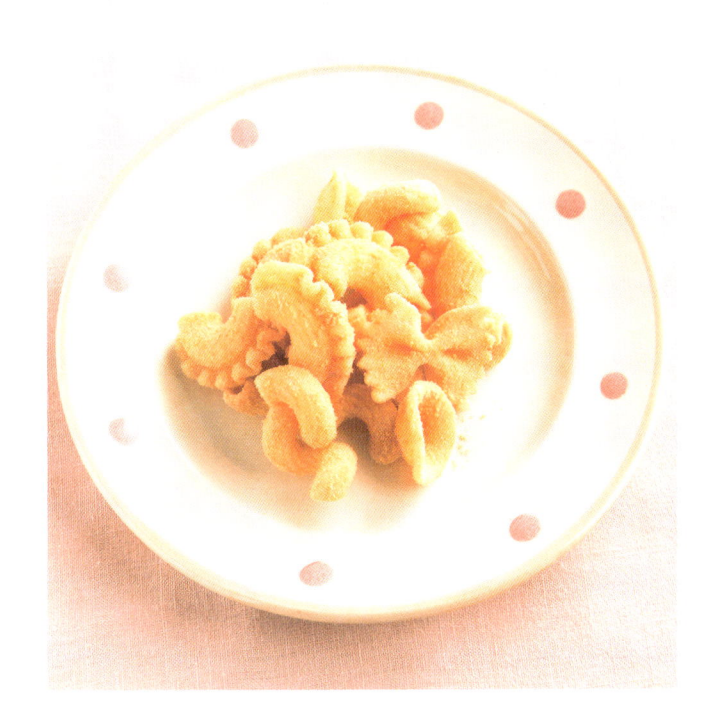

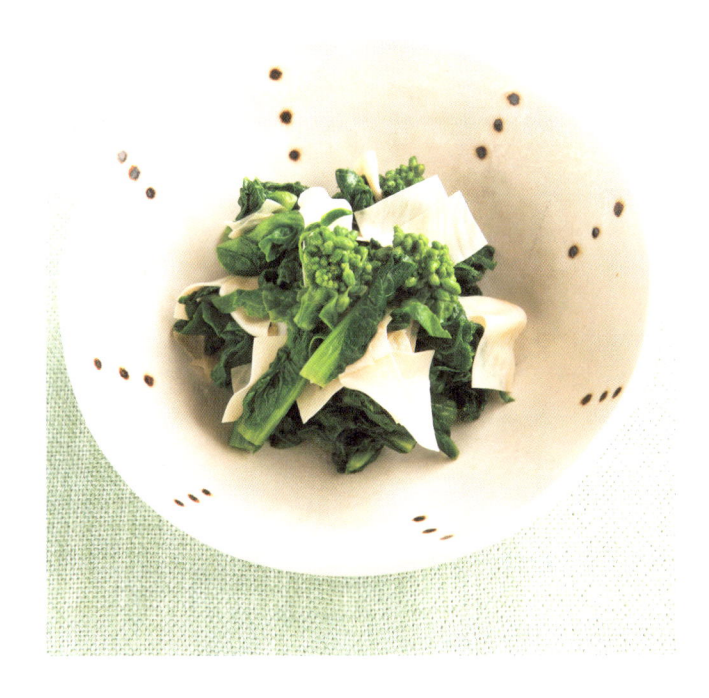

マカロニのあべかわ風

*大豆を粉にしたきなこは、
栄養満点で消化もよいもの。
かわいらしい形のマカロニにまぶして、
手軽なおやつに。*

材料（おとな2人＋子ども2人分）
マカロニ（乾）… 60g
Ⓐ きなこ… 大さじ4　さとう… 大さじ1½
　 塩… 少々

つくり方
❶鍋に湯を沸とうさせて塩（分量外）を入れ、マカロニをやわらかめにゆで、水けをきる。
❷Ⓐをゆでたての❶にからめる。

生ゆばと菜の花の
おひたし

*最近ではスーパーでも
手軽に手に入る生ゆばは、
消化がよく栄養的にも優れています。
季節の葉ものといっしょに食卓へ。*

材料（おとな2人＋子ども2人分）
生ゆば… 1枚（15g）
菜の花… 1束（120g）
だし汁… 大さじ1　しょうゆ… 小さじ2

つくり方
❶生ゆばは、1×2cmの短冊切り。
❷菜の花は食べやすい大きさに切り、塩（分量外）を入れた熱湯でさっとゆで、冷水にとって水けをしぼる。ボウルに入れて、しょうゆ小さじ1を全体にまぶし、もう1度しぼる（しょうゆ洗い）。
❸❶と❷、だし汁、残りのしょうゆで和える。
＊菜の花の半量を小松菜やほうれん草にしてもよい。

カルシウム

不足しがちな鉄分を補い、貧血予防

貧血は、おとなだけでなく、子どもにもおこりやすい症状の1つです。
鉄分を多く含む食品は、日ごろから意識してとりましょう。

子どもの元気にかかわる貧血

　貧血とは、赤血球の総量が減少した状態のことで、一般的には赤血球中に含まれるヘモグロビン濃度を指標にし、基準値以下を貧血といいます。赤血球は骨髄でつくられてから、血液中を流れますが、その産生には、鉄、葉酸、ビタミンB₆、B₁₂などの栄養素が必要です。貧血の原因はいろいろありますが、もっとも多いのが鉄欠乏性貧血です。

　乳幼児では、生まれたときに蓄えていた鉄が底をつく生後9カ月以降、栄養摂取のメインが、食事ではなく母乳の子どもに多く見られます。また、幼児期では、牛乳が大好きで食事をあまり食べない子どもが、貧血になりやすいといえます。牛乳にはほとんど鉄分が含まれませんから、「栄養のある牛乳さえ飲んでいれば大丈夫」という過信は危険です。

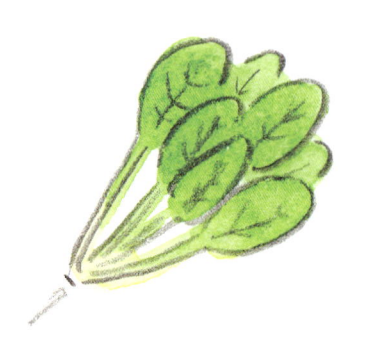

　鉄のおもな働きは、ヘモグロビンを合成することです。ヘモグロビンは体の各器官に酸素を運ぶ大切な役目をしているため、鉄が不足するとヘモグロビンが不足し、体が酸欠状態になります。おとなではめまい、息切れ、頭痛などの症状が出ますが、子どもでは動きが鈍くなり、運動発達に支障が出たり、抵抗力の低下から感染症にかかりやすくなったりします。

　また、症状が一度改善しても、欠乏しやすいのが鉄です。常に、鉄は食事からしっかりとってください。そうした症状が気になる場合は、かかりつけの小児科医に相談してください。

バランスよく食べて、鉄の吸収率を上げる

　鉄を多く含む食材は、下のグラフの通りです。レバーは少量でもたくさんの鉄がとれますから、調理の習慣がつくとよいでしょう。

　鉄には、動物性食品に含まれるヘム鉄と、植物性食品に含まれる非ヘム鉄があります。ヘム鉄の吸収率が23〜35％なのに対し、非ヘム鉄は5％です。しかし、非ヘム鉄でも、動物性たんぱく質やビタミンCといっしょに摂取すると、吸収率が高まるので、バランスのよい食事が大切です。

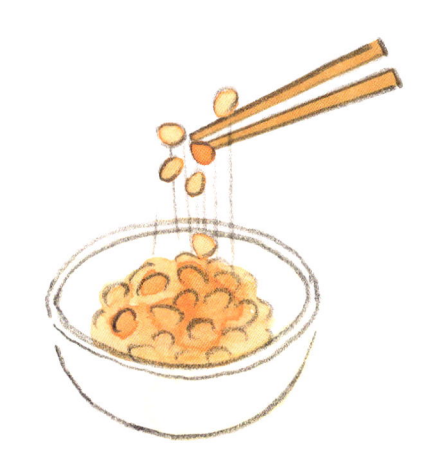

鉄を多く含み、扱いやすい食材から

単位は（mg）

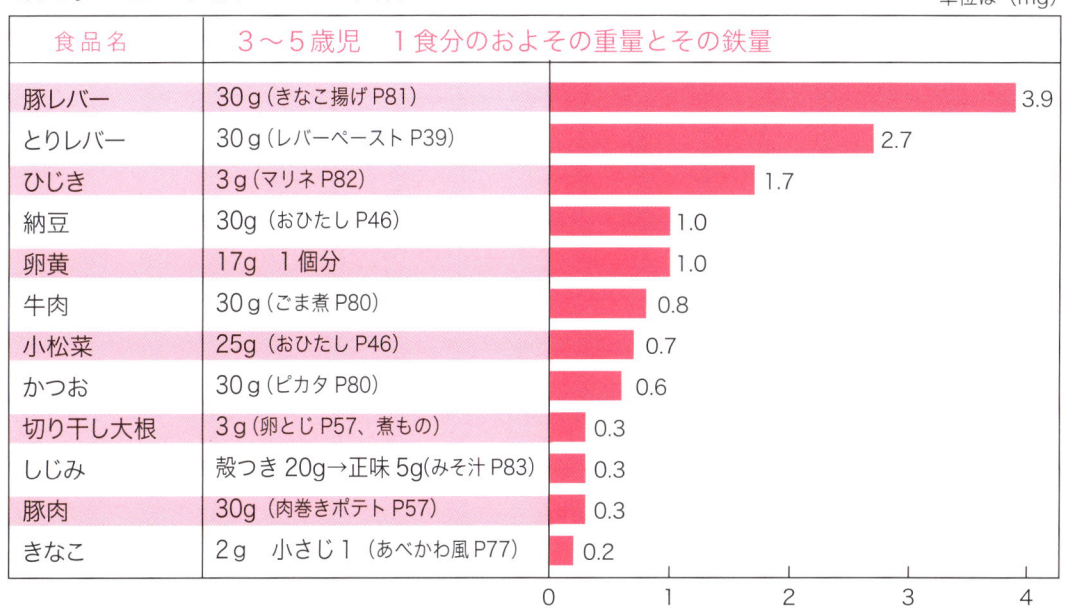

食品名	3〜5歳児　1食分のおよその重量とその鉄量	
豚レバー	30g（きなこ揚げP81）	3.9
とりレバー	30g（レバーペーストP39）	2.7
ひじき	3g（マリネP82）	1.7
納豆	30g（おひたしP46）	1.0
卵黄	17g　1個分	1.0
牛肉	30g（ごま煮P80）	0.8
小松菜	25g（おひたしP46）	0.7
かつお	30g（ピカタP80）	0.6
切り干し大根	3g（卵とじP57、煮もの）	0.3
しじみ	殻つき20g→正味5g（みそ汁P83）	0.3
豚肉	30g（肉巻きポテトP57）	0.3
きなこ	2g　小さじ1（あべかわ風P77）	0.2

＊3〜5歳の1日の食事摂取基準推奨量(男)5.5mg・(女)5.0mg

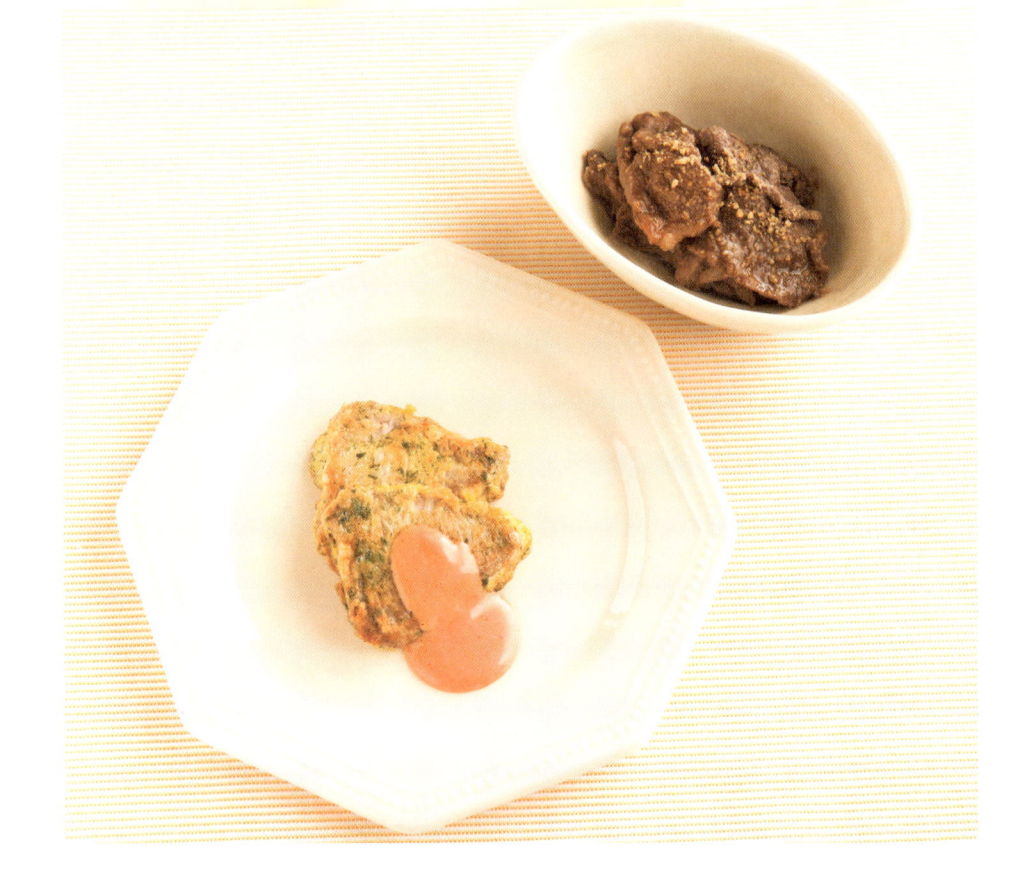

かつおのチーズピカタ

かつおは鉄分が多い魚。少々パサつきやすいのが難点ですが、
ピカタにすれば、しっとり仕上がります。
衣の卵とチーズにも鉄分が含まれています。

材料（おとな2人＋子ども2人分）
かつお（刺身用さく）… 小1本（約250g）
小麦粉 … 大さじ3〜4　バター… 大さじ1

Ⓐ［卵 … 2個　パルメザンチーズ（粉）… 大さじ2　あおのり … 大さじ1］

オーロラソース［マヨネーズ、ケチャップ… 各大さじ2　レモン汁 … 小さじ1］

つくり方
❶かつおは5〜7mm厚さに切り、かるく塩（分量外）をふってしばらくおき、水けをふいて小麦粉を薄くまぶす。
❷Ⓐをまぜて衣をつくり、❶をくぐらせたら、フライパンにバターを熱して両面を焼く。
❸オーロラソースをそえる。

牛肉のごま煮

肉類の中でも牛肉の赤身には
鉄分が多く含まれます。
ごまをまぶして、さらに鉄分強化。

材料（おとな2人＋子ども2人分）
牛もも薄切り肉 … 200g
すりごま … 大さじ3
だし（P12参照）または水 … 60㎖
しょうゆ、さとう … 各大さじ1

つくり方
❶だしに調味料を入れて煮立てる。肉を広げて入れ、色が変わったらいったんとり出し、煮汁を煮つめる。
❷煮汁にすりごまを入れて肉をもどし入れ、ごまと調味料をからめる。

豚レバーのきなこ揚げ(写真左)

豚レバーは、もっとも多く鉄分を含む食品。
きなこの香ばしさがレバーを包みこみ、子どもにも食べやすいおかずです。

材料(おとな2人+子ども2人分)
豚レバースライス … 100g
つけだれ
 | 卵黄 … 1個
 | しょうゆ … 小さじ2
 | 酒 … 小さじ2
 | おろししょうが … 小さじ1
きなこ … 大さじ2
水 … 小さじ2
揚げ油 … 適量
ミニトマト … 適量

つくり方
❶豚レバーは、たっぷりの水にさらして約30分血ぬきをし、水けをよくふいて半分くらいに切る。
❷つけだれをまぜ、レバーをつけて10分ほどおき、きなこと水を加えてまぜる。
❸揚げ油を低温(160℃)に熱し、❷をひと切れずつ入れ、こんがりと揚げる。
❹器に盛り、ミニトマトを彩りに。

【レバーの扱いについて】
レバーは、赤みが鮮やかで、新鮮なものを。血ぬきは、扱うレバーの大きさ、味つけによって変えました。P39のように牛乳にひたすと、水溶性ビタミンの流出を防ぎます。使った包丁、まな板、ボウルなどは、洗剤でよく洗い、流しましょう。

鉄分

スタミナピラフ(写真右)

レバーが苦手な人でも食べられる、やさしいカレー味です。最後に入れるバターでこくが加わり、食欲が増します。

材料(おとな2人+子ども2人分)
米 … 2カップ　水 … 480ml
とりレバー … 50g　玉ねぎ … 100g
にんじん … 50g　コーン(缶) … 30g
マッシュルーム(缶) … 20g
サラダ油 … 小さじ1
Ⓐ[酒、塩、こしょう … 各少々]
Ⓑ[塩 … 小さじ½　酒、カレー粉、
　スープの素(粉末) … 各小さじ1]
バター … 10g　パセリのみじん切り … 適量

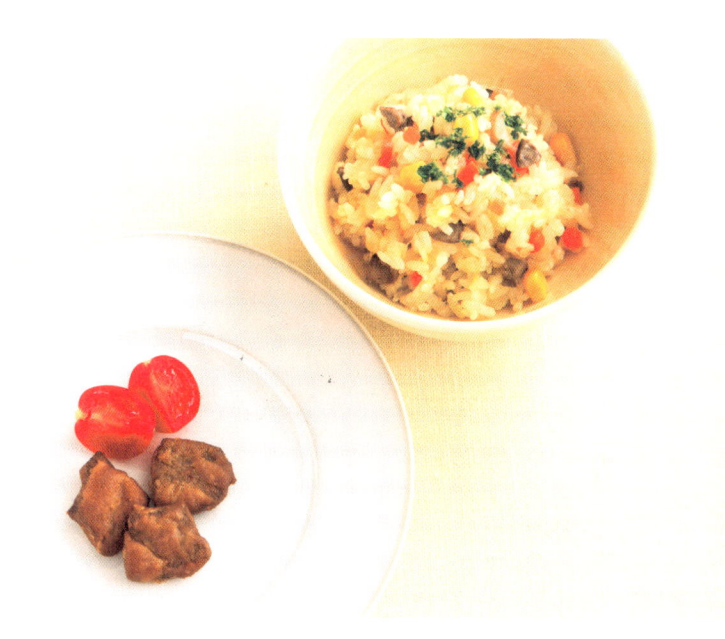

つくり方
❶米は、洗ったら分量の水で浸水しておく。
❷とりレバーは、1%の塩水でやさしくもみ洗いし、血ぬきをする。厚めに切って熱湯でゆで、粗みじん切りにする。
❸玉ねぎ、にんじんは粗みじん切り、マッシュルームは、缶汁をきって粗みじん切り。コーンは缶から出して汁けをきる。
❹フライパンにサラダ油を熱し、❷、❸を炒め、Ⓐで味つけをする。
❺❶を炊く直前に、Ⓑを入れてよくまぜて炊く。20分蒸らしたら、バターと❸を入れてまぜ、器に盛り、パセリをふる。

ひじきのマリネ

食べ慣れないと、その色の強さからしりごみする子もいますが、ひじきはゆっくりもどして、しっとりした食感に仕上げると、好んでよく食べます。

材料（おとな2人＋子ども2人分）
長ひじき（乾）… 10g　トマト… 100g
枝豆さやつき… 150g（正味約70g）　玉ねぎ… 50g
レモンドレッシング
　サラダ油… 大さじ3　レモン汁… 大さじ2
　塩… 小さじ½　しょうゆ… 小さじ¼

つくり方
❶長ひじきは、たっぷりの水に20分くらいつけてもどす。2㎝長さに切ってさっとゆで、水けをきる。
❷トマトはひと口大に切る（皮が気になる場合は湯むきする）。
❸枝豆は、ゆでてさやから出す。
❹玉ねぎは薄切りにし、水にさらして水けをきる。
❺すべてをドレッシングで和える。

ひじきのおやき

〝鉄分の王様〟ひじき料理の、レパートリーを増やしましょう。つなぎにじゃがいもを使い、もっちり食べやすいおやきです。

材料（おとな2人＋子ども2人分）
長ひじき（乾）… 5g　じゃがいも… 250g
玉ねぎ… 50g　ゆで大豆… 50g
小麦粉… 大さじ1　牛乳… 大さじ1
パルメザンチーズ（粉）… 大さじ2　塩… 小さじ½

つくり方
❶長ひじきは、たっぷりの水に20分くらいつけてもどす。ざるにあげて水けをきり、細かくきざむ。
❷じゃがいもと玉ねぎはすりおろし、大豆はかるくつぶす。
❸ボウルに材料、調味料をすべて入れ、まぜ合わせる。
❹フライパンにサラダ油（分量外）を熱し、❸を流し入れて丸く形づくる。弱火で両面を焼いて中まで火を通す。
＊おとな用は、ケチャップや酢じょうゆなどをつけても。

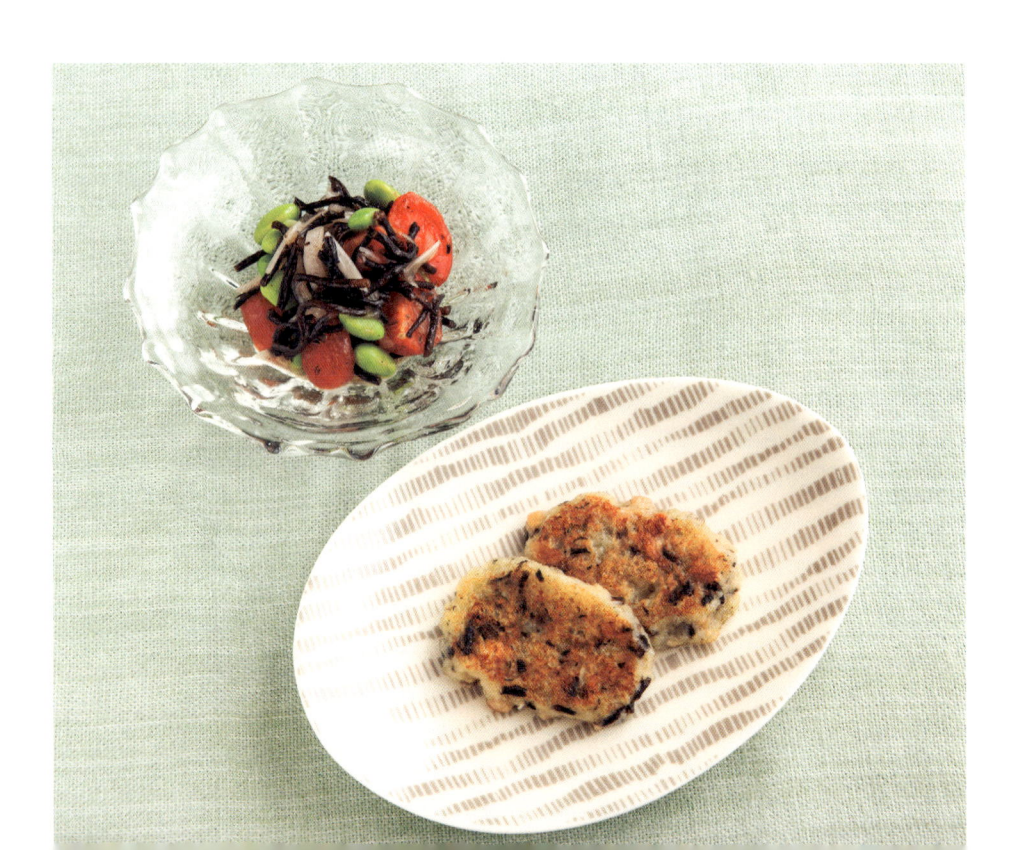

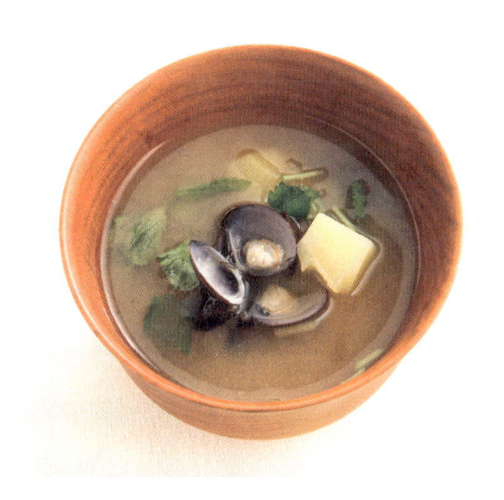

しじみ汁

しじみには、鉄分のほか微量栄養素の亜鉛が豊富です。三つ葉も鉄を含む食材です。少しずつでも頻繁にとることを心がけましょう。

材料（おとな2人＋子ども2人分）
しじみ（砂出しずみ）… 150〜200g
じゃがいも… 100g　三つ葉… 10g
だし（P12参照）… 600㎖　みそ… 45〜50g

つくり方
❶しじみは、こすり合わせながら流水で洗う。
❷じゃがいもは、子どものひと口大の乱切りにする。
❸鍋にだしとじゃがいも、しじみを入れ、弱火にかける。しじみの口が開いたら、あくをのぞいて約10分、じゃがいもがやわらかくなるまで煮る。
❹みそをとき入れ、ひと煮立ちしたら火を止め、盛りつけて三つ葉を散らす。

＊しじみを砂出しする場合、こすり洗いしたら、薄い塩水に3〜6時間ほど浸ける。砂が口に入るとジャリッとするので、子どもには嫌な経験にならないように、ていねいに砂出しを。
＊しじみは、冷凍するとアミノ酸が増えておいしくなる。砂出しして洗ったあと、冷凍しておくとよい。その場合、凍ったまま鍋に入れる。

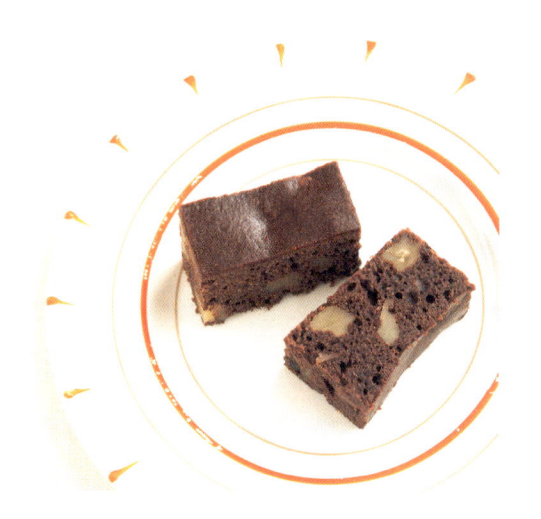

ブラウニー

プルーン、くるみ、純ココアは、それぞれ少量ながらも鉄を含む食材です。手軽なおやつとして楽しみながら、鉄分も補えます。

材料（18cm角型1枚分）
卵… 1個　さとう… 50g
とかしバター… 40g
牛乳… 40g　薄力粉… 60g
純ココア… 20g
ベーキングパウダー… 小さじ½
プルーン… 50g　くるみ… 30g

つくり方
❶プルーンは、1つを8等分くらいに切り、くるみは、かるく炒って指先で折り、小さくする。
❷薄力粉、ベーキングパウダー、ココアを合わせてふるっておく。
❸ボウルに卵、さとう、とかしバター、牛乳を入れ、泡立て器でまぜ合せる。
❹❷を加え、粉っぽさがなくなるまで、ゴムべらで切るようにまぜる。
❺プルーンとくるみも加えて、さっくりとまぜる。
❻オーブンペーパーをしいた型に❺を流し、170℃のオーブンで約20分焼く。
❼粗熱をとり、好みの大きさに切りわける。

鉄分

合わせる手間をスキップ！
便利なワンタッチ調味料4品

子どもの具合がわるいと、なかなかゆっくり台所には立てないものです。少しでも手早くつくるためには、いつでも使える合わせ調味料を用意しておくのもひとつの工夫。ここでは、和洋中の味の決め手になる合わせ調味料とソースを紹介します。

味を決める八方だしを常備
◎ 八方だし

材料（1単位）
しょうゆ、みりん…各1½カップ　かつおぶし…50g
だし昆布…10cm　干ししいたけ…2枚

つくり方
❶材料すべてを鍋に入れてひと晩おく。
❷❶を火にかけて、沸とうしたら弱火で5分加熱。冷めたらこす。ビンなどに入れ、冷蔵庫で保存して3カ月以内に使う。

＊2番だし…②でとり出しただしがらは、ひたひたの水を加えて火にかけて10分煮出す。

【展開料理】
◎めんつゆ＝2〜3倍に薄める
◎雑炊1人分＝小さじ1
◎おひたし1人分＝小さじ½
◎煮もの、丼もの1人分＝小さじ1

さわやかドレッシングは、主菜の味つけにも
◎ ドレッシング

材料（1単位）
サラダ油（オリーブオイル）…大さじ2
塩…小さじ1　さとう…小さじ½
酢（レモンと半々にしてもよい）…大さじ1
粒マスタード…小さじ1　こしょう…少々

つくり方
❶塩、さとう、酢、粒マスタード、こしょうをよくまぜ合わせる。
❷サラダ油を加えてよくまぜ、容器に移す。

＊手づくりのドレッシングは冷蔵庫に入れ、1週間以内に食べきる。

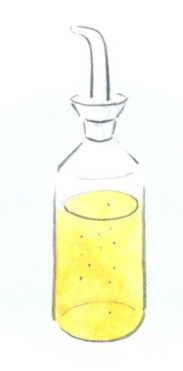

【展開料理】
◎野菜とフルーツのサラダに…レタス、きゅうり、ゆでいんげん、グレープフルーツなどで。
◎じゃがいも、かぼちゃのマッシュとまぜる。
◎とり肉や生さけのソテー…バットにとり肉小1枚または生さけをおき、玉ねぎ、にんじん、セロリなどの香味野菜を薄切りにして、上に広げる。ドレッシングを全体にまわしかけ、冷蔵庫に入れてひと晩おく。フライパンにサラダ油大さじ1を熱して、肉（生さけ）と野菜を一緒に入れて焼く。

台所に立つ時間を短くする工夫

- **1からおかずをつくらない** … 食材を買ってきたら、洗っておく、皮をむいておくなど
（じゃがいも、玉ねぎ、にんじん）
- **こま切れ時間を積み重ねる** … 切る、下ゆでまでする、煮るところまでするなど
- **切って生のまま冷凍** … 長ねぎ、しょうが、にんにくなど、調理しやすい形にきざんで
- **副菜のもとをつくる** … 塩漬け、オイル漬け、スープ煮 （玉ねぎ、にんじん、キャベツ）
- **薄味に煮て冷凍** … ひじきの薄味煮、しいたけの含め煮など単品で煮る
- **ちょっと多めに調理する** … ハンバーグ、とりの照り焼き、塩さけを焼くなどして冷凍保存

＊家族人数、使う頻度や、季節に合わせて保存しておくとよいでしょう。

....

メインの1品がすぐできる万能トマトソース

◎ **トマトソース**

材料（1単位）
トマトの水煮…1缶　玉ねぎ…中1個
にんにく…½かけ　オリーブオイル…¼カップ
塩…小さじ1

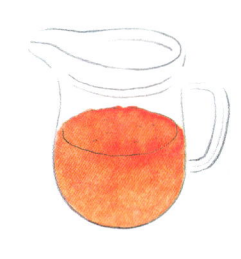

【展開料理】
- ピザ
- ミートソースほか、パスタ料理に
- 具だくさんトマトスープ
- 魚介のトマト煮
- グラタン（温野菜と一緒に）

つくり方
1. 玉ねぎ、にんにくは、粗みじんに切る。
2. 鍋にオリーブオイルを熱し、❶を入れてこがさないように約20分ほど甘みが出るまで炒める。
3. トマトの水煮は、つぶしながら❷に加えて塩を入れる。弱火にかけて20～30分、つやよく濃度がついたらでき上がり。

....

素材の味を引き立てて、体を元気にするソース

◎ **香味野菜の甘酢ソース**

材料（1単位）
長ねぎ…½本分　しょうが…小さじ1
にんにく…小さじ1　しょうゆ…大さじ3
酢…大さじ2　さとう…大さじ½
ごま油…大さじ1

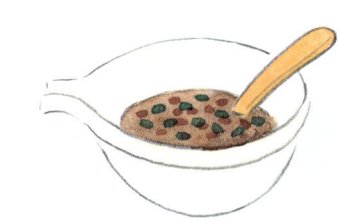

【展開料理】
- から揚げ（油淋鶏）
- 蒸しどりや蒸し豚
- ゆで卵、湯豆腐
- 野菜サラダ
- 鍋もののつけだれに

つくり方
1. 香味野菜をみじん切りにして合わせておく。
2. ごま油以外の調味料を合わせて、❶とよくまぜる。
3. ❷を密閉容器に入れ、ごま油を入れてよくまぜる。

レパートリーを増やそう

定番野菜でかんたんおかず

いつでも家にある定番野菜といえば、「じゃがいも」「にんじん」「玉ねぎ」。献立に組み入れやすく、どんなおかずとも相性がよいのに、カレーやシチュー、サラダに……と、使い方も定番になっていませんか？ 子どもの具合がわるくて買いものに行かれなくても、いつもの野菜で新しいおかずを。気軽に挑戦できるレシピです。

[じゃがいも]

シンプルなのに、ボリュームたっぷりに
◎ **じゃがいもの香りパン粉がけ**

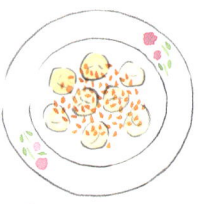

材料（おとな2人＋子ども2人分）
新じゃがいも（小）…400g　サラダ油…適量
生パン粉…1カップ　バター…大さじ2
塩…小さじ½

つくり方
❶ 新じゃがいもは、皮をこすり洗いして蒸す。
❷ フライパンにたっぷりの油を熱して❶を入れ、焼き色をつけて器に盛る。
❸ ❷の鍋の油をのぞき、バターとパン粉を入れ、香りが立つまで炒めて❷にかける。

朝ごはん、休日のお昼にどうぞ
◎ **ポテたま炒め**

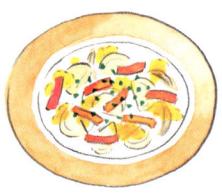

材料（おとな2人＋子ども2人分）
じゃがいも…400g　玉ねぎ…50g
ベーコン…2枚　卵…2個　サラダ油…大さじ1
塩、こしょう…各適量　パセリ…適量

つくり方
❶ じゃがいもは、5mm厚さのいちょう切りにしてゆでる。玉ねぎは薄切り、ベーコンは細切りにする。
❷ フライパンに油を熱し、玉ねぎ、ベーコンを炒め、じゃがいもを加えて焼き色がついたら調味する。
❸ といた卵をまわし入れて、全体を大きくまぜ、パセリのみじん切りを散らす。

[にんじん]

笑顔でにんじんが食べられる…魔法のレシピ
◎ **たらこにんじん**

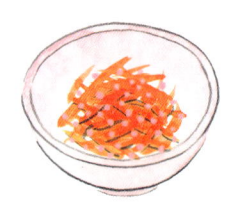

材料（つくりやすい分量）
にんじん…200g　たらこ…1はら
サラダ油…大さじ1　酒…大さじ1

つくり方
にんじんは、せん切りにして油で炒め、しんなりさせる。ほぐしたたらこ、酒を加え、強火で炒める。

[玉ねぎ]

時間をかけずにこくをプラスしたスープ
◎ かんたんオニオンスープ

材料（おとな2人+子ども2人分）
玉ねぎ…300g　にんにく…½かけ
サラダ油…適量
コンソメスープ…2カップ
塩…小さじ½
クルトン（食パンのみみをさいの目切りにして
　　　　　オーブンで焼く）…適量
粉チーズ…大さじ4

つくり方
❶玉ねぎは薄切り、にんにくはみじん切りにする。
❷鍋にサラダ油を熱し、玉ねぎとにんにくを10分ほど炒め、色づいたらスープをそそいで調味する。
❸器にそそぎ入れ、粉チーズをふり、クルトンを浮かべる。

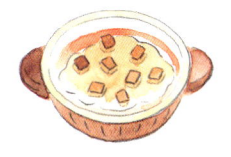

"玉ねぎの器"につめる、
ハンバーグ
◎ 玉ねぎの肉づめ

材料（おとな2人+子ども2人分）
玉ねぎ…中2個（400g）
合いびき肉…120g
片栗粉…大さじ2
塩…小さじ⅔
きざみパセリ、
彩り野菜、スープ
…各適量

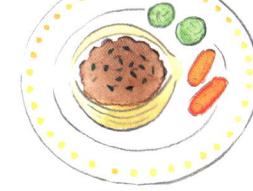

つくり方
❶玉ねぎは、外皮をむいて縦半分に切る。玉ねぎの外側2層を残して、真ん中をくりぬき、粗みじんにして炒めておく。
❷ひき肉、塩、片栗粉をまぜ合わせたところに炒め玉ねぎを加えて練る。
❸玉ねぎのケースに❷をつめ、パセリを散らし鍋に並べる。すき間に彩りのつけ合わせの野菜も並べ、玉ねぎの高さ約半分くらいスープをそそぎ、水分がなくなるまで蒸し煮する。

塩昆布とごま油の味つけでおいしく
◎ にんじんたっぷりナムル

材料（つくりやすい分量）
にんじん…50g　もやし…½袋
青菜…150g　塩昆布…大さじ2
ごま油、しょうゆ…各適量

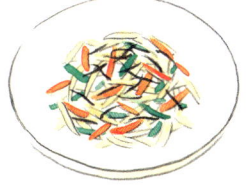

つくり方
3cmほどの長さにそろえたせん切りにんじん、もやし、青菜を順にさっとゆでて水けをしぼり、ボウルに入れて、塩昆布とごま油で和える。風味づけにしょうゆをまわしかける。

あとがき

元気いっぱいだった子どもが、なんとなくぐずり出したと思ったら、おなかが痛い、熱がある……など、具合は突然わるくなるものです。そんなとき、症状への適切な処置とともに、なにを食べさせるかは、とても大切なこと。早めの回復に大いに関係するのは、食事です。けれど、なにを食べさせたらいいのかわからないと迷うお母さん、お父さんもいらっしゃるでしょう。

この本は、2001〜2014年までの『乳幼児だより』（婦人之友社乳幼児グループ発行・詳細は本書カバーの折り返しの記述参照）に掲載した内容に、新たな情報・レシピ等を大幅に加筆、再編集し、具合のわるい子どもと安心して向き合えるようにと1冊にまとめました。

突然おこる体調の変化に備えつつ、毎日を元気にすごすために、子育て中のすべてのご家庭に、本書をおすすめします。

婦人之友社編集部

ちょっと具合のわるいときの子どものごはん

2015年6月30日　第1刷発行
2022年2月20日　第4刷発行

編　者　若江恵利子（小児科医）
　　　　婦人之友社編集部

発行所　婦人之友社
　　　　〒171-8510
　　　　東京都豊島区西池袋2-20-16
電　話　03-3971-0101
振　替　00130-5-11600
印刷・製本　大日本印刷株式会社

© Fujin-no-tomo-sha 2015　Printed in Japan
ISBN978-4-8292-0689-8

○協力
稲原よし子（管理栄養士／自由学園教諭）
丸井　浩美（管理栄養士）
榎田二三子（武蔵野大学教授）

○撮影
原　務

○アートディレクション
山本めぐみ（EL OSO LOGOS）

○デザイン
松原　りえ（EL OSO LOGOS）
東　水映（EL OSO LOGOS）

○カバー・イラスト
はまだなぎさ

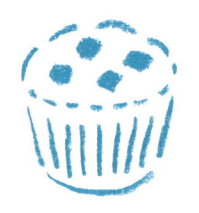

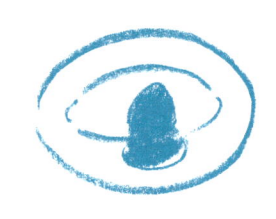

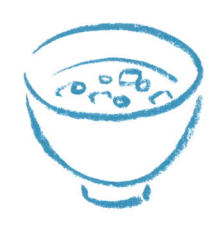

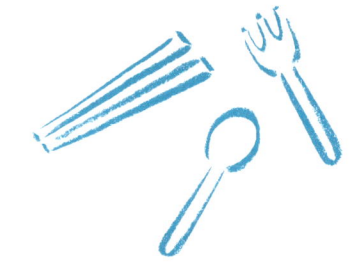

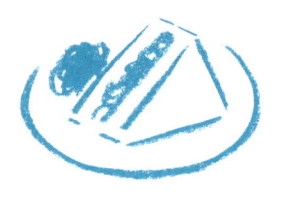

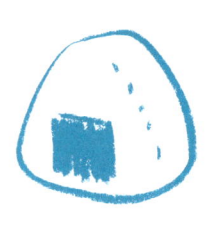

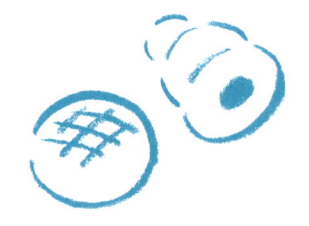

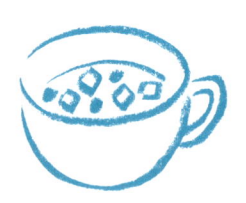

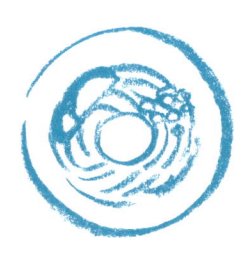

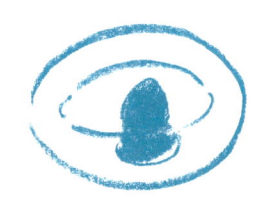

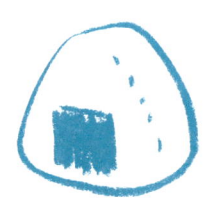

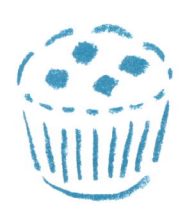